RÈGLEMENS
POUR LES
ÉCOLES ROYALES *VÉTÉRINAIRES* DE FRANCE,

DIVISÉS EN DEUX PARTIES;

La première, *contenant la Police & la Discipline générale:*

La seconde, *concernant l'Enseignement en général, l'Enseignement en particulier & la Police des Études.*

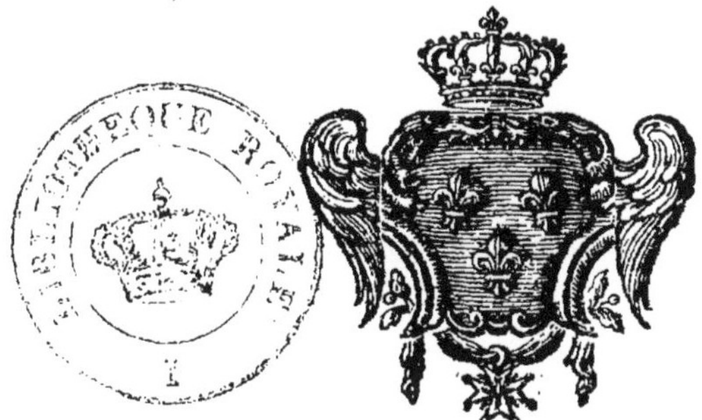

A PARIS,

DE L'IMPRIMERIE ROYALE.

M. DCCLXXVII.

Messieurs,	Régimens,
Danain.........	*Noailles, Cavalerie.*
Hugé..........	*Du Roi, Cavalerie.*
Hyvernot........	*Royal-Normandie.*
Langevin........	*Royal-Pologne.*
Il a mérité le même Prix que le sieur Lembon.	
Dopfeld........	*Légion de Corse.*
Édouard........	*Languedoc, Dragons.*
Mouton.........	*Clermont, Cavalerie.*
Miquel.........	*Beaufremont, Dragons.*
Marteau........	*Légion de Condé.*
Il a mérité le Prix de la Ferrure.	
Pierre..........	*Conti, Cavalerie.*
Philousot........	*Royal, Dragons.*
Perraut.........	*Jarnac, Dragons.*
Nicolas Varnier...	*Commissaire-général.*
Joseph Vitaut.....	*De la Reine, Cavalerie.*

Élèves Étrangers qui se sont distingués dans leurs études.

MESSIEURS,

Brugnoni, *de Turin.* Il y a établi une École vétérinaire. Il est bon Théoricien.

MESSIEURS,

Joseph Barbier, *Suisse, canton de Basle.*

Pierre Delsauvenier, *de Bruxelles.*

Louis-Joseph Demasy, } *de Namur.*
Guillaume-Philippe Salmon, }

Jean-Hubert Gustin, *duché de Luxembourg.*

Orus, *de Parme.* Il est Directeur de l'École vétérinaire établie à Padoue.

Pierre Abildgaard, *de Copenhague,* Directeur de l'École vétérinaire établie dans sa patrie.

François Bollini, de la Société d'Agriculture de Mantoue.

Pierre Gavard, *de Chamberry.*

Jacques Perrin, *du canton de Berne.*

Joseph Massa, *de Gènes.*

André Leistener, *de Brandebourg.*

Jean-Amédée Wolstein. Il a établi une École vétérinaire à Vienne en Autriche.

ÉLÈVES Provinciaux, brévetés par Sa Majesté.

MESSIEURS,

FRANÇOIS AUGIS, *de la province du Maine.*

François Bergère, *de la Franche-comté.*

LISTE

DES ÉLÈVES

Sortis des Écoles royales Vétérinaires *.

ÉLÈVES détachés des Écoles dans divers lieux & dans différens Corps, pour y servir en qualité d'Artistes Vétérinaires.

MESSIEURS,

ÉLOY Beauvais, *à l'Isle-de-France.*

Philibert Guyot, *à l'île de Corse.*

Jean Répiton, *dans la même île.*

Gustave Lembon, *de Stockolm*, Maréchal-

* On a cru devoir omettre les noms de tous ceux qui n'ont pas profité des instructions données, soit par le défaut d'intelligence, soit par un défaut de zèle & d'application, soit enfin que leurs sentimens & leurs mœurs aient été entièrement contraires à l'esprit des Écoles, & ceux-là sont en très-grand nombre.

expert dans la compagnie des Gardes-du-corps de Noailles. Il a mérité la chaîne d'or & la médaille qui eſt donnée à ceux qui remportent le Prix de la Ferrure.

Claude Doublet, *au ſervice de la brigade de Saint-Sauveur,* Gardes-du-corps, compagnie de Luxembourg.

Deſchaux, *au ſervice de la brigade de Mellet,* Gardes-du-corps, compagnie de Beauveau.

Charles Larmande, *aux Haras du Roi, en Normandie.*

ÉLÈVES Militaires qui ſe ſont diſtingués véritablement dans leurs études.

MESSIEURS,	RÉGIMENS,
BELLEVAL....	*Colonel-général, Cavalerie.*
Barthélemi......	*Dauphin, Dragons.*
Berthaux........	*Cuſtine, Dragons.*
Carüel.........	*Lanan, Dragons.*
Deguin.........	*Royal, Cavalerie.*
Ducardonnet.....	*Royal-Rouſſillon.*

Il auroit obtenu le même Prix que le ſieur Lembon, s'il n'eût été obligé de rejoindre la veille du concours.

Duché.........	*Royal-Cravattes.*

Messieurs,

Louis-Sébaſtien Maréchal, *généralité de Champagne.*

Mercurin, *généralité de Metz.*

René Marangé, *généralité de Champagne.*

Jean-Charles Mayeur, *province de Lorraine.*

André Moiſeau, *généralité de Poitou.*

Jean Prieur, *États de Bourgogne.*

Péan Cadet, *généralité de Tours*, a mérité le Prix de la Ferrure.

Julien Perret, *même généralité.*

Jacques Pertat, *généralité de Champagne.*

François Petit, *généralité de Bordeaux.*

Jean Seyrat, *province du Périgord.*

Charles-Xavier Savoye, *généralité de Champagne.*

François-Thomas-Henri Simon, *d'Hirzinghen en Alſace.*

Jean-Pierre Thiboulot, *de la Franche-comté*, a mérité le Prix de la Ferrure.

Louis Tribout, *généralité de Metz*, a mérité le même Prix.

François Tilleul, *généralité de Caën.*

MESSIEURS,

Pierre-Joſeph Verrier, *province du Hainault*, a mérité le même Prix.

Joſeph Villot, *de la Franche-comté*, établi à Morlaix en Bretagne, a mérité le même Prix.

Antoine Cambray, *province du Hainault.*

Louis Bethoux, *province du Dauphiné.*

Philippe Blouſard, *province de Breſſe, généralité de Dijon.*

François Brachet, *province du Bugey, même généralité.*

Simon Bouquerod, *Franche-comté.*

David Dupoux, *province du Vivarais, généralité de Languedoc.*

Dorfeuille, *généralité de Bordeaux.*

Étienne Faure, *généralité de Lyon.*

Edme Millot, *généralité d'Orléans.*

Jean-Baptiſte Fleury, *généralité de Paris*, établi à Bournonville.

Hugues Chataing, *province du Dauphiné.*

Joſeph-Auguſtin Deſbarts, *généralité d'Amiens.*

Jean Dormont, *généralité de Moulins.*

Pierre-Philippe Cambay, *du Cambreſis.*

MESSIEURS,

Louis-Joseph Becquemie, *du Bourbonnois.*

François Bazin, *province de Flandre.* Il a mérité le même Prix que les Élèves que nous avons désignés ci-dessus.

Guillaume Bruyère, *principauté de Dombes.*

Jacques-Joseph Bancourt, *États du Clermontois.*

Joseph-Allard Boudier, *province de Flandre.*

André-Gilibert Bravi, } *Montargis, généralité*
Aimé Bravi, } *d'Orléans.*

François Leboucher, *province du Maine.*

N. Coquet, *Neufchâtel, généralité de Rouen.*

Louis Cholet, *généralité de Champagne.* Il a mérité le Prix de la Ferrure.

Damalix, *de la Franche-comté.*

Delrue, *États d'Artois.*

Dutronc, *généralité de Paris.*

Jean-Baptiste Duché, *de la province de Champagne.*

Doutté, *généralité de Tours.*

François Fournier, *généralité d'Alençon.*

Marcelin Guéan, *États d'Artois.*

Julien Guillois, *généralité de Tours.*

Jean Gervi, *généralité de Moulins.*

Messieurs,

Claude Girard, *province du Hainault.*

Habert, *province du Berri.*

Lamanière, *généralité d'Amiens.*

Sicaire Lacœuilhe, *généralité de Bordeaux.*

Thomas Lefévre, *généralité de Caën.*

Nicolas-Pierre-Philippe Lefcrières, *généralité d'Alençon.*

Claude-Nicolas Lombard, *généralité de Champagne.*

Antoine Labattu, *généralité de Languedoc.*

Pierre-Ambroife Daigremont, *province d'Anjou.*

Jean-Baptifte Beller, *généralité d'Orléans.*

Étienne Legoulon, *généralité de Metz.*

Jean Peigné, *généralité d'Orléans.*

Léonard Poti, *généralité de Moulins.*

Pierre Magdelena, *États de Bourgogne.* Il a mérité le Prix de la Ferrure.

Antoine-Dominique Maillard, *généralité d'Amiens.* Il a mérité le même Prix, & il eft établi aux Ormes chez M. le Marquis de Voyer.

Louis-François-Jofeph Mayeux, *États d'Artois.*

Messieurs,

Christophe Lepar, *de Lyon*. Chez M. le Comte de Rougé.

François Boussin, *de Bourgogne.*

Gervais Descôtes, *généralité de Paris, province de Brie.*

Jean Pelé, *province de Beauce.*

Jean-Baptiste Péan, *Touraine.*

Jean-Baptiste Parnet, *Franche-comté.*

Macaire Rambert, *province de Bourgogne.*

Charles Vermont, *généralité d'Amiens*. Maréchal à Paris.

Jacques Arnaud, *de Lyon.*

Germain Appe, *du Berry.*

Jean Bethoux, } *du Dauphiné.*
Louis Cherradam, }

Nicolas Chatelain, *de Franche-comté.*

Pierre Campion, *de Rouen.*

Jean Damne, } *de Franche-comté.*
Antoine Dauvergne, }

Martin Durand, *de Lyon.*

Philippe Dietrich, *province d'Alsace.*

Messieurs,

Bernard Fournier, *province de Gex.*

Jean Faure, *province du Forès.*

Paul Mermier, *généralité de Moulins.*

Mianne, *généralité de Bordeaux.*

François Petit, }
Étienne Viguier, } *Franche-comté.*

RÈGLEMENS

Messieurs,

Jean-Pierre Lauzeral, *diocèſe d'Alby, province de Languedoc.*

Sébaſtien Doucet, *généralité d'Alençon.*

Louis Brunet, François Teſſier, *généralité de Poitou.*

Jean Maurette, *diocèſe de Rieux, province de Languedoc.*

Nicolas Bellerocq, *généralité de Bordeaux.*

Louis Marillet, *généralité de Poitou.*

Jacques Aubert, *province d'Anjou.*

Jean-Baptiſte Doublet, *province de Champagne.*

Joſeph Nay, *province du Bugey, généralité de Dijon.*

Pierre Barjollin, *Angoumois, généralité de Limoges.*

Jean-Pierre Sauvé, *généralité de Tours,* à Chanteloup.

Pierre Bullion, *province de Dauphiné.*

Joſeph Barré, *province du Berry.*

Benoît Mazuy, *principauté de Dombes.*

François Fayol, Jacques-Antoine Vinſon, *province de Vivarais.*

Jean Gengon, Maréchal, Pierre Preau, Maréchal, *à Paris.*

ÉLÈVES non brévetés, mais qui cependant peuvent ſervir utilement dans leurs Provinces.

MESSIEURS,

BAZET, *États du Béarn.*

Hypolite Croute, } *généralité de Lyon.*
Nicolas Falconnet, }

Claude Braſier, } *Franche-comté.*
Jean-Pierre Arquinet, }

Joſeph Borelly, } *du Dauphiné.*
François Daunier, }
Louis Paradis, }

Joſeph Genſon, *de Verſailles.*

Jacques Hérouard, *de Paris, province de Beauce.*

Jean-Baptiſte Huſard, *de Paris.*

Charles Greſillon, *du Poitou.*

Jacques d'Huiny, } *province de Champagne.*
Nicolas Mongin, }

Charles-François-Nicolas-Guillaume Garnier, *d'Amiens.*

Pierre Hardy, *généralité de Tours.*

RÈGLEMENS
POUR LES
ÉCOLES ROYALES
VÉTÉRINAIRES
DE FRANCE.

PREMIÈRE PARTIE.

Contenant la Police & la Difcipline générale.

I. *Directeur-Infpecteur général.* II. *Infpecteurs-Vifiteurs.* III. *Admiffion & choix des Élèves.* IV. *Penfions & autres dépenses pour les Élèves.* V. *Emploi des Pensions.* VI. *Officiers des Écoles.* VII. *Devoirs des Élèves en ce qui concerne la Religion.* VIII. *Devoirs des Élèves en ce qui concerne leur conduite journalière dans les Écoles.* IX. *Jours de congé.* X. *Devoirs des Professeurs, Chefs & Sous-chefs en ce qui concerne la conduite des Élèves.* XI. *Infirmeries.* XII. *Élèves militaires.* XIII. *Administration économique, Régisseurs, Comptabilité.* XIV. *Devoirs des Concierges.* XV. *Devoirs des Suisses des Hôtels.*

TOUTE institution, quelqu'utilité qu'elle ait & de quelques talens que soient douées les personnes qui la forment & qui la dirigent, ne pouvant exister qu'autant qu'elle est assujettie à des règles & à des loix relatives à son objet, & celle des Écoles royales Vétérinaires, dont le but est l'instruction d'un grand nombre d'Élèves destinés au service des campagnes pour la conſervation des Beſtiaux qui en font la principale richeſſe, exigeant plus que toute autre, d'une part, un ordre & une diſcipline ſévères en ce qui concerne leur conduite & leurs mœurs; &, de l'autre, un régime & une méthode capables de faciliter & d'aſſurer leurs progrès dans les études qu'ils ont à faire.

IL A ÉTÉ ARRÊTÉ CE QUI SUIT.

TITRE I.er

Directeur - Inſpecteur général.

ARTICLE PREMIER.

L'ADMINISTRATION générale des Écoles, en ce qui concerne la diſcipline, le ſervice, la partie économique & l'inſtruction, appartiendra au Directeur général, ſous les ordres du Secrétaire d'État ayant leſdites Écoles dans ſon département.

II.

LUI feront en conſéquence ſubordonnés, tant l'Inſpecteur général des études, les autres

Inſpecteurs, les Directeurs, les Profeſſeurs, que les Chefs, Sous-chefs, Élèves ordinaires, Régiſſeurs, Concierges & Domeſtiques des hôtels.

III.

PRÉPOSÉ au maintien & à l'obſervation rigoureuſe des règlemens, il aura l'œil à leur exécution entière dans toutes les parties, ainſi qu'aux effets qui réſulteront de leurs diſpoſitions ; & ſera tenu de propoſer au Secrétaire d'État les changemens & additions qui lui paroîtroient être plus convenables au bien & à l'avantage de l'inſtitution.

IV.

IL s'attachera à connoître la compoſition générale des Écoles, ainſi que l'eſprit qui y règne, & à diſcerner parmi les Directeurs, Profeſſeurs, Chefs, Sous-chefs & Élèves ordinaires, ceux qui marqueront le plus de zèle, & qui montreront le plus de ſoin & d'attention pour la diſcipline, le plus de talens pour l'enſeignement, les mœurs les plus pures, la conduite la plus irréprochable & le caractère le plus doux & le plus liant, à l'effet de fixer l'opinion du Secrétaire d'État ſur le degré d'utilité dont ils pourroient être aux établiſſemens.

V.

Il pourvoira au dédommagement & au rembourſement des ſommes payées par les Provinces pour l'inſtruction des Élèves, que leurs talens & la néceſſité de conſerver des ſujets capables d'en former d'autres, l'obligeront d'attacher aux Écoles.

VI.

Rien ne s'y fera que de ſon agrément & de ſon aveu. Il ordonnera toutes les dépenſes après en être convenu avec le Miniſtre & Secrétaire d'État. Il arrêtera chaque année tous les regiſtres établis pour les différentes parties de l'adminiſtration. Il vérifiera les pièces juſtificatives des comptes des Régiſſeurs. Il les viſera, ainſi que les comptes qu'ils rendront annuellement, & ſur leſquels il ſera tenu de faire, s'il en eſt beſoin, au Secrétaire d'État, ſes obſervations particulières. Il ſe conformera, au ſurplus, à toutes les dispositions qui le concerneront, & qui seront expliquées dans les articles des Titres suivans.

TITRE II.

Inspecteurs-Visiteurs.

LES Inspecteurs-Visiteurs exécuteront tous les ordres qu'ils recevront du Directeur-Inspecteur général, & s'efforceront de se mettre en état de le représenter & de s'acquitter de tous les devoirs de sa place. Ils visiteront les Écoles, selon qu'il leur sera ordonné; ils en examineront la situation, tant en ce qui concernera l'exécution des règlemens, qu'en ce qui regardera leur composition & les dépenses qui y seront faites, & ils remettront au Directeur général leurs observations sur les uns & les autres de ces points.

TITRE III.

Admiſſion & choix des Élèves.

ARTICLE PREMIER.

NUL Élève ne ſera admis dans les Écoles que de l'agrément & ſur les ordres du Secrétaire d'État, ou du Directeur - Inſpecteur général.

II.

ON n'en recevra aucun au-deſſous de l'âge de ſeize ans.

Ce ſeroit, d'une part, un fardeau trop onéreux aux Provinces que l'entretien d'un ſujet pendant la double & la triple durée du temps néceſſaire ; &, de l'autre, on aſſerviroit les Directeurs, Profeſſeurs & Chefs à des attentions qui les détourneroient inévitablement de leurs occupations & de leurs devoirs, en leur confiant le ſoin, preſque toujours inutile, de jeunes enfans ſur leſquels ils ſeroient continuellement obligés de veiller.

III.

NUL n'y ſera reçu qu'il ne ſache lire &

écrire ; une immenſité de principes ne pouvant entrer, & ſe graver ſans confuſion & d'une manière ineffaçable, dans la mémoire de gens dont on n'a jamais ſondé l'intelligence, & dont l'eſprit ne connut jamais la moindre contention.

I V.

N'Y ſeront pareillement admis aucuns ſujets au-deſſus de l'âge de trente ans, vu le peu de flexibilité de leur compréhenſion après ce nombre d'années, ſur-tout lorſqu'elles ont été paſſées ſans application & ſans étude.

V.

L'ENTRÉE en ſera refuſée à tous ſujets infirmes, ou peu diſpoſés par leur foibleſſe aux travaux pénibles & inſéparables de la pratique de l'Art.

V I.

TOUS ceux qui ſeront envoyés des Provinces par M.[rs] les Commiſſaires départis, & qui ne ſe trouveroient pas dans le cas des exceptions ci-deſſus, ſeront reçus ſans autre examen ; mais les ſujets qui ſe préſenteront eux-mêmes, en ſe chargeant de ſubvenir de leurs propres deniers à toutes les dépenſes à faire, ſeront tenus, avant d'être agréés, de juſtifier de leur extrait baptiſtaire, & de rapporter des certificats de vie & mœurs en bonne & dûe forme; le tout dans la crainte, de la part d'hommes inconnus, du poiſon des mauvais exemples, & peut-être d'une corruption & d'une contagion entière.

VII.

CETTE même crainte ſeroit de plus un motif du refus irrévocable qui ſera fait de tous ſujets en qualité d'Élèves externes, tous les Élèves devant être logés & vivre collectivement dans les Hôtels où ſont établies les Écoles, & conſtamment ſous les yeux de leurs Supérieurs & de leurs Maîtres, qui doivent toujours y habiter eux-mêmes.

VIII.

ON manqueroit infailliblement le véritable but de l'inſtitution, qui ne tend qu'à former d'habiles Maréchaux & des hommes voués uniquement à cette profeſſion, ſi l'on admettoit, même comme Élèves, des particuliers gentilshommes ou autres, que quelques idées d'ambition ou peut-être un desir réel de savoir, détermineroient à se présenter, d'autant qu'insensiblement ils exigeroient des Professeurs des attentions & des égards qui nuiroient bientôt aux véritables Élèves, seuls destinés à remplir parfaitement un jour les vues bienfaisantes de Sa Majesté.

IX.

DANS le choix qui sera fait des Élèves dans les différentes Provinces, par M.rs les Commissaires départis, toute préférence sera donnée aux enfans des Maréchaux qui y sont domiciliés. La plupart de ceux-ci ayant été accoutumés de bonne heure au marteau & à l'enclume, emploieront moins de temps dans les forges des Écoles, que des fils de Fermiers ou autres protégés qui n'ont jamais été à portée de frapper le fer; & comme, en second lieu, à leur retour dans leur patrie, ils n'auront besoin d'aucuns secours & qu'ils y trouveront l'établissement de leur père qu'ils accréditeront par leur savoir, les Généralités se trouveront déchargées des dépenses qu'elles seroient nécessitées de faire pour établir les autres.

X.

Il eſt très-poſſible que des Élèves commettent, après une, ou deux, ou trois années d'inſtructions, des fautes graves qui obligent à les chaſſer des Écoles; comme auſſi que des Élèves, parfaitement inſtruits, oubliant ce qu'ils doivent à leur Province, s'éloignent, en ſortant des Écoles, de leur deſtination & cèdent à des mouvemens d'amour-propre ou à des invitations étrangères, dans l'eſpoir d'une fortune & d'un ſort plus avantageux que celui qu'ils pourroient attendre des Généralités qui ont fait les frais de leur éducation. La prudence & la juſtice veulent donc qu'on exige d'eux & de leur famille, par un préalable, un engagement formel de rembourſer toutes les ſommes qu'ils auront coûtées pendant le cours de leurs études, dans le cas où, après les avoir achevées, ils iroient s'établir ailleurs, & dans celui où l'on feroit forcé de les expulſer avant l'expiration du temps limité.

X I.

Seront admis dans les Écoles, outre

les nationaux, tous les ſujets des Puiſſances étrangères qui s'y préſenteront avec l'attache des Ambaſſadeurs, pourvu qu'ils aient l'âge compétent & les connoiſſances requiſes, & ſous la condition expreſſe qu'il ne leur ſera fait, pendant tout le temps qu'ils y ſéjourneront, aucun traitement au-deſſus de celui des Élèves françois, qu'ils porteront le même uniforme, qu'ils n'auront aucune diſtinction que celles qu'ils pourroient mériter en ſe rendant dignes du grade de Chef ou Sous-chef, & qu'ils ſeront abſolument ſubordonnés à la police intérieure & extérieure des Écoles. Si tous ces points divers euſſent été plus ſtrictement obſervés juſqu'ici, preſque tous les Souverains de l'Europe ſeroient aujourd'hui pourvus de quelques ſujets profondément verſés dans la ſcience de toutes les parties de l'Art vétérinaire.

XII.

SA MAJESTÉ ayant jugé néceſſaire au bien de ſon ſervice, de pourvoir ſa Cavalerie de Maréchaux-experts & inſtruits, & ayant donné ſes ordres pour faire rendre à l'école Vétérinaire de Paris, un ſujet de chaque régiment de Cavalerie, Huſſards, Dragons & Troupes-légères; leſquels ſujets caſernés près de cette École, conformément au règlement qu'Elle a donné le 15 octobre 1769, ont été formés & renvoyés à leurs Corps; Elle a voulu que cet établiſſement ſe ſoutînt, & réſerver à ſes Troupes des moyens de remplacement en cas de mort ou de congé abſolu des Maréchaux-experts employés. Par un nouveau règlement du 12 février 1774, Elle a réduit & fixé le nombre de ces Élèves caſernés à celui, toujours ſubſiſtant, de vingt; leſquels engagés à fur & meſure de beſoin par l'Officier commandant, ſeront deſtinés à occuper dans les différens Corps indiſtinctement, lorſqu'ils en auront été jugés capables, les places vacantes de Maréchaux-experts. On n'admettra, en conſéquence, jamais aucun autre Militaire dans les Écoles, & l'on ne recevra même dans celle de Paris, en qualité d'Élèves, que ceux qui ſeront caſernés; le tout à l'effet d'éviter des concurrens où le plus foible, aidé de protections, pourroit ſouvent l'emporter ſur le plus fort, ce qui éloigneroit peut-être du desir de s'instruire des sujets qui auroient été dans la suite très-utiles, dès qu'ils verroient que l'application & le zèle ne conduisent à rien de positif & de certain.

TITRE IV.

Pensions & autres dépenses des Élèves.

ARTICLE PREMIER.

LES instructions données dans les écoles Vétérinaires, étant purement gratuites, & les Éléves y étant logés sans aucune sorte de rétribution de leur part, il est juste que les Provinces, au service desquelles ils se consacrent, leur fournissent des secours, soit pour leur nourriture & leur entretien, soit pour les livres & les instrumens qui leur sont nécessaires.

II.

LE prix des pensions sera, pour chacune des quatre années, de trois cents soixante livres.

Il leur ſera accordé en outre, la première & la troiſième, un habit, veſte & culotte bleu-de-roi, garni de boutons de cuivre, ſur leſquels ſeront imprimés ces mots, *École royale Vétérinaire.* Cet uniforme ſera du prix de cinquante livres.

III.

Eu égard aux livres & inſtrumens dont ils ont beſoin, la dépenſe ſera, pour la première année, de vingt-ſept livres; pour la ſeconde, de quatorze livres, pour la troiſième, de ſoixante-cinq livres dix ſous; & pour la quatrième, de quatre-vingt-quatre livres dix ſous. Les inſtrumens, fournis pour celle-ci, devant ſervir aux différens panſemens qu'ils auront à faire dans le cours de leur pratique à leur retour dans les Provinces.

IV.

Il ſera envoyé à chacun de M.[rs] les Commiſſaires départis, comme à chacun des Protecteurs particuliers qui entretiendront des ſujets, un état imprimé, ſigné par le Directeur général des Écoles & par le Directeur particulier de chacune d'elles; cet état contenant le détail de toutes les dépenſes à faire, année par année, afin qu'ils ſoient pleinement éclairés ſur les objets qui y donneront lieu.

V.

Ne feront touchées directement aucunes ſommes provenant de M.rs les Commiſſaires départis ou autres, par les Élèves, & elles ne paſſeront point immédiatement par leurs mains dans la crainte des abus qui pourroient en réſulter, elles ſeront toujours adreſſées aux Régiſſeurs des Écoles, qui juſtifieront de leur emploi à la première requiſition; ſoit par les quittances des Élèves auxquels une partie en aura été comptée, ſoit par celles des Tailleurs qui auront fait les uniformes, ſoit par celles des Ouvriers qui auront fait les inſtrumens que le Directeur général ou les Directeurs des Écoles recevront eux-mêmes, ou rejetteront, après en avoir examiné la bonne ou mauvaiſe fabrication, ſoit enfin par les quittances des perſonnes chargées de la fourniture des livres.

VI.

V I.

D'APRÈS les dispositions écrites dans les articles II & III du présent Titre, M.rs les Commissaires départis & autres, seront priés de n'acquiescer à aucunes des demandes qui pourroient leur être indiscrettement faites par les Élèves, & de ne leur rien accorder au-delà de ce qui est prescrit, leur condescendance & leur facilité à cet égard, pouvant induire la plupart de ces Élèves à l'oubli de ce qu'ils ont été, de ce qu'ils sont & de ce qu'ils doivent être un jour, & leur offrir des moyens de dérangement & de débauche.

V I I.

TOUTES les sommes à acquitter pour les Élèves, seront payées d'avance, de six mois en six mois, & toujours aux époques des 1.er Janvier & Juillet, à l'effet de faciliter la comptabilité des Régisseurs, en sorte qu'un Élève admis dans un des intervalles des six premiers ou des six derniers mois, payera jusqu'à l'échéance de l'un de ces termes pour le temps qui doit s'écouler avant d'y parvenir, & le terme arrivant, il payera, ainsi que les autres, les six mois à échoir.

V I I I.

On doit comprendre que les sommes accordées à chaque Élève, ne sauroient leur suffire s'ils étoient obligés de subvenir aux frais des maladies dont ils peuvent être atteints ; & comme il n'est pas possible de statuer quelque chose de positif à ce sujet, il sera, dans ces circonstances, adressé par les Régisseurs à M.rs les Commissaires départis & autres Protecteurs de ceux qui auront été malades, des mémoires signés par ces derniers & visés par les Directeurs, contenant les dépenses que ces évènemens auront pu occasionner.

TITRE V.

Emploi des Pensions.

ARTICLE PREMIER.

La somme de trois cents soixante livres, payable pour la pension d'une année de chaque Élève, sera entièrement employée à leur nourriture, à leur entretien & à des faux-frais indiſpenſables.

II.

SA MAJESTÉ ayant bien voulu leur accorder une certaine quantité d'uſtenſiles de cuiſine, de linge de table, d'aſſiettes, plats, pots-à-l'eau, couverts, tables, bancs, tiroirs fermant à clé, poêles, draps de lits & meubles pour les chambres qu'ils habitent, dont inventaire a été dreſſé, & une copie remiſe dans les Bureaux de ſon Secrétaire d'État, une ſeconde dans celui du Directeur-Inſpecteur général, une troiſième à chacun des Directeurs particuliers; il ne leur ſera rien fourni par l'établiſſement, & ils ſeront tenus d'entretenir, ſur leur ſolde, tous les effets qui leur ont été livrés, comme auſſi de réparer ceux qui pourroient ſouffrir des détériorations & ſe perdre.

III.

L'IMPUTATION des dommages & des pertes, ſera faite ſur la ſomme revenante à celui qui en ſera déclaré coupable, & ſur la totalité des Élèves, ſi le coupable n'eſt pas connu.

I V.

NON-SEULEMENT on doit prévenir les plaintes qu'ils pourroient faire entendre relativement à la nourriture qu'on leur donneroit, mais il est essentiel de les habituèr à connoître le prix de l'argent & des choses; ainsi ils demeureront directement chargés eux-mêmes de cette manutention & de cette dépense.

V.

ON établira à cet effet un registre sur lequel seront consignées, jour par jour, toutes les fournitures nécessaires à leur subsistance, à mesure qu'elles entreront dans leur cuisine & qu'elles seront remises à leur Cuisinier; & à la fin de chaque mois, l'un des Chefs arrêtera, en présence des Directeurs, le total de la dépense qui aura été faite. C'est sur cette dépense, ainsi que sur celles qui seront fixes & qui comprendront la lumière des réfectoirs, des chambres & de l'infirmerie, les légumes, les balais, le blanchissage, le bois pour la salle de dissection, la cuisine & l'infirmerie, les appointemens du Chirurgien ordinaire, les gages du Cuisinier

& de la Garde de l'infirmerie, que seront arrêtés les décomptes pour chaque Élève, & que le prêt ou le reste de leur solde leur sera payé.

V I.

SERA nommé chaque jour & à tour de rôle un Élève, lequel veillera aux achats qui seront faits, retirera des quittances des Fournisseurs, & verra par lui-même tout ce qui entre pour la consommation, il l'écrira aussitôt sur le registre, ainsi que les avances qui auront été faites à la cuisine par les Régisseurs sur les *vu-bon* des Directeurs, & il sera tenu de veiller à ce qu'il ne soit fait aucun tort aux autres sur la consommation du tout, & à ce que, ce qui doit être consommé, le soit effectivement.

V I I.

SERONT tenus pareillement les Chefs, chargés tour-à-tour, & par semaine, de l'inspection des Élèves, de maintenir la discipline dans la cuisine & dans les réfectoirs, & d'être attentifs à ce que l'Élève de jour s'occupe exactement de l'exécution de tous ces points.

VIII.

LA consommation des Élèves sera de deux livres de pain par jour & d'une livre de viande pour chacun. Quant aux menues dépenses consistant en farine, graisse, sel, poivre, huile, vinaigre, lard, bois, charbon, &c. elles seront proportionnées au nombre dans lequel ils seront.

IX.

NE pourront les Élèves, sans la permission expresse & par écrit des Directeurs des Écoles, visée par le Directeur-Inspecteur général, diminuer la quantité fixée de viande & de pain, cette quantité devant seulement être augmentée selon le besoin, le tout en diminution des soldes ou du prêt.

X.

LE registre établi, suivant l'article V, & qui présentera, à la fin de chaque mois, le tableau de la consommation générale pendant ledit mois, contiendra, pour une plus juste & une plus sévère fixation des décomptes, un état de ce que les Élèves auront cassé & détérioré, à l'effet de faire, conformément à l'article III du présent Titre, sur la paye de ceux qui auront commis la faute, & auxquels elle pourra être imputée, une retenue suffisante à la prompte réparation du dommage.

X I.

POUR donner une idée claire du relevé à faire chaque mois du registre dont il s'agit, il suffira de supposer ici un nombre complet de quatre-vingt-dix Élèves, lesquels auront consommé pour six cents quarante livres sept sous six deniers de pain en argent, pour huit cents vingt-neuf livres douze sous de viande, & dont les menues dépenses, y compris la lumière, le bois, les appointemens du Chirurgien, les gages, &c. auront été à la somme de deux cents quatre-vingt-quatorze livres six sous six deniers; le total sera de dix-sept cents soixante-quatre livres: une retenue de dix-neuf livres douze sous sur chacun des quatre-vingt-dix Éléves acquittera la somme, & il restera à ceux auxquels on ne pourra reprocher ni perte ni cassure, une somme de dix livres huit sous pour prêt ou pour solde, puisque les trois cents soixante livres de penſion par an, leur donne à chacun une ſomme de trente livres par mois.

X I I.

NE payeront les Régiſſeurs aucun Élève, après que cette répartition ou cette retenue aura été arrêtée par les Directeurs, qu'ils n'aient acquitté les Élèves envers tous les Fourniſſeurs.

X I I I.

SERA remiſe ou envoyée chaque mois au Directeur-Inſpecteur général, par les Régiſſeurs, une feuille des décomptes; cette feuille ayant pluſieurs colonnes, la première contenant le nom des Élèves; la ſeconde, le montant de leur penſion pour le mois; la troiſième, la dépenſe de la conſommation pour chacun; la quatrième, ce qui leur reſte dû pour leur prêt; la cinquième, la ſignature de chaque Élève, cette ſignature ſervant de quittance; la ſixième, la répétition de la ſeconde, conſéquemment à l'accord de la troiſième & de la quatrième; & la ſeptième, des obſervations, s'il y en a à faire: cette feuille, ſignée par les Régiſſeurs, ſera viſée par les Directeurs.

XIV.

L'ABSENCE des Élèves qui auront obtenu des congés pour aller vaquer chez eux à leurs affaires particulières, ne les dispensera pas de participer aux dépenses de la cuisine, plusieurs d'entr'eux pouvant solliciter de telles permissions dans la vue de toucher à leur retour une somme qu'ils auront laissée accumuler. Ceux qui outre-passeront les limites du temps qui leur aura été accordé, à compter du moment de l'expiration, ne recevront rien de leur prêt, lequel sera imputé sur la pension prochaine, & ils seront punis de prison pour autant de jours qu'ils auront passés dehors contre l'ordre qu'ils avoient eû de se rendre.

XV.

POURRA le seul Directeur-Inspecteur général, accorder lesdits congés après avoir consulté, à cet égard, M.[rs] les Commissaires départis ou autres Protecteurs, & ces congés seront expédiés dans son Bureau.

XVI.

SERONT exempts de toute contribution pour la cuisine, les Élèves députés des Écoles dans les Provinces au secours des Cultivateurs dans la circonstance de maladies Épizootiques, leur solde entière devant leur être comptée par forme de gratification sur un mandat du Directeur-Inspecteur général.

TITRE VI.

Officiers des Écoles.

ARTICLE PREMIER.

OUTRE le Directeur-Inspecteur général, l'Inspecteur général des Études & les Inspecteurs-Visiteurs, chaque École sera pourvue d'un Directeur, de Professeurs, de Chefs & Sous-chefs en nombre suffisant.

II.

IL y aura de plus, dans chacune d'elles, un Régisseur chargé de la comptabilité, tant envers le Roi qu'envers M.rs les Commissaires départis & autres Protecteurs qui feroient la dépense de l'instruction de quelques Élèves.

III.

LES Directeurs, Professeurs, Chefs &

Sous-chefs, feront toujours pris & choisis parmi les Élèves, ces places devant être, d'une part, la juste récompense de leur émulation & de leur zèle; & des hommes qui ont vécu long-temps avec honneur sous un régime étant, de l'autre, toujours plus en état que des intrus que l'ambition & l'ignorance, souvent aidée de la protection, y appelleroient, d'en soutenir l'esprit & de le maintenir dans sa vigueur & dans sa pureté.

I V.

LES Chefs & les Chefs en second porteront toujours l'uniforme, la marque distinctive de ces grades étant pour les premiers trois galons d'or sur la manche, & deux pour les seconds.

V.

CELUI de Directeur sera un surtout, aussi bleu-de-roi, bordé d'un galon à ruban mêlé d'or & de même bleu, avec des brandebourgs au nombre de six de chaque côté & garni de boutons pareils à ceux des Élèves; ledit galon de la largeur d'un pouce. Quant à l'uniforme des Professeurs, le surtout sera ſimplement bordé d'un même galon de la largeur d'un doigt.

Les uns & les autres ne ſeront obligés de le porter que dans le cas où ils rendent dans les concours où les Élèves qu'ils ont formés ſont publiquement entendus, un compte non ſuſpect de leurs travaux & de leur fidélité à leurs devoirs.

V I.

NUL ne pourra parvenir à la Direction d'une École qu'il ne ſoit profondément verſé dans la connoiſſance entière & parfaite de toutes les parties de l'Art au point de les pratiquer lui-même, de les démontrer & de les enſeigner avec fruit.

V I I.

LES Directeurs ſeuls, élevés & inſtruits dans les Écoles, pourront aſpirer à l'Inſpection générale des Études, les Profeſſeurs aux Directions, les Chefs aux places de Profeſſeurs, les Sous-chefs à celles de Chefs, & ainſi de ſuite.

V I I I.

LES Directeurs feront les leçons & les démonſtrations qu'ils jugeront à propos de faire eux-mêmes, mais conformément aux dispositions écrites dans la seconde partie du présent Règlement; ils maintiendront, en leur qualité de Supérieurs, sous les ordres du Directeur-Inspecteur général, la discipline qui doit régner dans les Écoles, & se conformeront exactement eux-mêmes au règlement.

I X.

RIEN ne s'y fera, eu égard à la police, tant de la part des Professeurs, Chefs, Sous-chefs & Régisseurs que de celle des Domestiques, si ce n'est par leurs ordres & d'après ceux que le Directeur-Inspecteur général leur aura donnés.

X.

EN cas de maladie ou d'absence, si l'une & l'autre ont une certaine durée, les Directeurs seront remplacés par celui des Professeurs qu'ils présenteront au Directeur général; & dans celui d'une absence momentanée, ils seront représentés par le Chef-inspecteur de semaine, relativement aux Élèves qui ne se trouveroient pas sous l'autorité actuelle des Professeurs & autres Chefs dans les salles d'instructions.

X I.

Le Directeur général présentera au Secrétaire d'État ceux des Élèves qu'il jugera en état de parvenir aux Directions, & ils seront brévetés par Sa Majesté sur la demande que lui en fera le Secrétaire d'État.

X I I.

Les Professeurs seront nommés par le Directeur général, sur la présentation des Directeurs, & sur l'examen qu'il en fera s'il le juge à propos; & lorsque plusieurs Élèves desirant de s'attacher aux établissemens, aspireront en même temps à ce grade, ils seront admis à un concours, & la place desirée ne sera donnée qu'à celui qui aura montré le plus de capacité & le plus de talens. Au bout d'un certain temps de service, ils seront brévetés par Sa Majesté.

X I I I.

Les Chefs seront également nommés par le Directeur général sur la présentation que lui en feront les Directeurs & les Professeurs, & il en fera de même des Sous-chefs qui seront présentés par les Directeurs, les Professeurs & les Chefs.

XIV.

LES Chefs aideront & remplâceront les Professeurs dans leurs travaux, les Sous-chefs aideront & remplaceront les Chefs selon le besoin, cette gradation assurant aux Écoles des sujets toujours en état de les soutenir & d'y perpétuer les lumières nécessaires.

XV.

QUANT aux Régisseurs, on ne les prendra que parmi des hommes dont la probité & la solvabilité seront généralement reconnues.

TITRE VII.

Devoirs des Élèves en ce qui concerne la Religion.

ARTICLE PREMIER.

LE premier de tous les devoirs est de remplir tous ceux que la Religion impose, & la plus importante de toutes les connoissances est celle de tous les principes qu'elle enseigne.

Il ſera dit une Meſſe tous les jours d'œuvre avant les exercices, & tous les jours de dimanche, fêtes & congés, à neuf heures dans les Écoles pourvues d'une chapelle : les Élèves la ſerviront tour-à-tour chacun une ſemaine.

Dans les établiſſemens où l'on ne jouiroit pas de cette commodité & de cet avantage, les Profeſſeurs, ou les Chefs & les Sous-chefs conduiront les fêtes & les dimanches les Élèves à la paroiſſe, à l'effet de l'y entendre & de la leur faire entendre. Les Élèves marcheront alors dans un certain ordre après avoir été diviſés ſelon leur nombre & ſelon celui des Profeſſeurs, Chefs & Sous-chefs qui doivent être à leur tête.

II.

DANS les Écoles où il y aura une chapelle, le Chapelain ſera tenu de faire une inſtruction ou une lecture ſpirituelle régulièrement tous les jours de dimanche, à laquelle les Élèves ſeront obligés d'aſſiſter. Cette inſtruction ou cette lecture ſera ſuppléée dans les Écoles où il n'y aura point de chapelle, par les prônes que les Élèves conduits

conduits dans les paroisses, ainsi qu'il est dit ci-dessus, entendront au moins deux fois par mois.

III.

Dès que le coup de la cloche aura annoncé l'heure de la Messe & de l'instruction ou de la lecture spirituelle, le Chef de semaine fera dans la chapelle un appel des Élèves, à l'effet de connoître les absens : il en fera une note qui sera remise sur le champ au Directeur.

Pareils appels & pareilles notes seront faites dans les autres Écoles, avant que les Élèves en sortent pour se rendre dans les paroisses.

IV.

Les jours de fêtes solennelles où la Messe ne peut être célébrée dans les chapelles particulières, les Élèves seront conduits dans les paroisses, comme il a été expliqué article I.er du présent Titre.

V.

Seront punis de prison les Élèves qui n'auront pas assisté à la lecture spirituelle ou à l'inſtruction, ou qui ne ſe ſeront pas trouvés à l'appel fait avant de partir pour les paroiſſes; & ſeront expulſés des Écoles par les ordres du Directeur-Inſpecteur général, ceux qui pour ce fait auront mérité trois fois cette punition.

VI.

SERONT exempts de ſe rendre à la chapelle, & même dans les paroiſſes, les Élèves ſeulement que des beſoins urgens retiendront pour le ſervice des Hôpitaux, & qui auront été ſpécialement nommés par le Profeſſeur ou le Chef qui y préſide, ſauf à ce même Profeſſeur ou Chef à les remplacer enſuite par d'autres Élèves pour leur donner le temps de s'acquitter à leur tour d'un devoir auſſi indiſpenſable.

VII.

NE pourront jamais les Élèves ſortir des Écoles avant la célébration de la Meſſe, ou avant d'avoir été conduits aux paroiſſes, à moins qu'ils ne ſoient munis d'une permiſſion par écrit des Directeurs, laquelle permiſſion ſera remiſe aux Suiſſes de la porte des Hôtels pour la juſtification de ceux-ci.

VIII.

SERONT conduits en priſon les Élèves qui paroîtroient dans les chapelles ou dans les paroiſſes habillés indécemment, & qui s'y comporteroient de manière à cauſer du ſcandale; les Profeſſeurs, Chefs & Sous-chefs devant avoir l'attention de donner l'exemple dans le lieu Saint, comme par-tout, de s'agenouiller dès le moment du *Sanctus* juſqu'après la communion, & de faire indiſtinctement agenouiller tous les Élèves pendant cet eſpace de temps.

IX.

DANS les fêtes de Pâques, chaque Élève ſera tenu de remettre aux Directeurs un billet par lequel il ſera atteſté qu'il s'eſt confeſſé, ſauf aux Directeurs à en vérifier la ſincérité; le tout à peine de priſon, laquelle ſera ſuivie d'expulſion dans le cas où l'atteſtation ſeroit fauſſe.

X.

NE ſeront ſouffert dans les Écoles aucuns Élèves affichant l'irréligion & le libertinage, tout homme ſans mœurs & qui méconnoît ce qu'il doit à l'Être ſuprême, ne pouvant être, quelques talens qu'il ait d'ailleurs, qu'un homme abſolument mépriſable.

X I.

SERONT diſpenſés les Élèves de toute autre Communion, d'aſſiſter à la Meſſe & autres Exercices ſpirituels ; ils jouiront de toute liberté à cet égard.

TITRE VIII.

Devoirs des Élèves en ce qui concerne leur conduite journalière dans les Écoles.

ARTICLE PREMIER.

TOUS les exercices en général étant, ainſi que le coucher, le lever, la Meſſe, les repas, la retraite dans les chambres, &c. annoncés par le ſon de la cloche, les Élèves ſeront attentifs à exécuter ce que cet avertiſſement leur preſcrit.

I I.

ILS ſe lèveront à cinq heures en été, & à ſix heures en hiver ; & ceux qui ſeront préposés au service des Hôpitaux, des Pharmacies & des Forges, se rendront aussitôt à leurs postes pour y remplir les devoirs qui leur seront imposés.

III.

TOUTES les chambres des Élèves, ainsi que tous les lieux voisins de leur habitation, seront aussitôt appropriés par eux ou par des gens qu'il leur sera permis de préposer à cet effet, au moyen d'un salaire qu'ils leur payeront, sauf, au surplus, aux Directeurs à régler ce qui sera le plus convenable pour l'exécution de cet article.

IV.

ILS se précautionneront, pour leur déjeûner, de manière à éviter de manger dans les salles de travail, & à plus forte raison dans les chapelles, au moment où ils assisteront à la célébration de la Messe.

V.

A six heures trois quarts, dans toutes les saisons de l'année, ils se rendront dans la salle principale des Hôtels pour répondre à l'appel qui y sera fait, & après lequel ils seront conduits à la Meſſe, s'il y a une chapelle dans l'établiſſement; s'il n'y en a point, ils ſe rendront chacun dans les différens lieux de leur inſtruction.

Ceux qui auront aſſiſté à la célébration de la Meſſe les jours d'œuvre, reviendront à la ſalle principale où il ſera fait un ſecond appel, & ils iront enſuite dans les endroits qui leur ſeront déſignés pour leurs études.

V I.

ILS y ſeront décemment & conſtamment appliqués à ce qu'ils doivent faire & apprendre.

Défenſes d'y paroître, ainſi que dans les autres lieux d'aſſemblée, en pantoufles & mal peignés; le tout ſous peine de punition, ſi le cas arrive.

V I I.

ILS ne ſortiront jamais pareillement de ces lieux, ſans la permiſſion & l'agrément des Profeſſeurs, Chefs & Sous-chefs qui y préſideront.

V I I I.

DÉFENSES leur ſont expreſſément faites

de profiter de cette permission pour aller dans leurs chambres ou dans celles d'autrui pendant les heures de travail. Prendront les Directeurs, à cet égard, toutes les précautions capables d'éviter qu'ils ne commettent cette faute qui peut les exposer à des accusations graves, dans la circonstance où ils se seroient trouvés seuls dans des appartemens dont on auroit pu enlever quelque chose.

I X.

LES pansemens se faisant à neuf heures dans les Hôpitaux, les Élèves auxquels on aura permis d'y assister, s'y rendront dès que la cloche sonnera; & comme ils n'y auront pas une résidence fixe ou d'obligation, ils retourneront ensuite dans les salles qu'ils auront quittées.

X.

LES Élèves sortiront à onze heures du matin des salles d'études, ils seront libres d'employer l'heure accordée jusqu'à celle du dîné, ou à leur amusement ou à des occupations utiles.

Défenses expresses leur sont faites, ainsi

qu'aux Chefs & aux Sous-chefs, de s'écarter des cours des Écoles aux heures des récréations, & d'aller dans les parcs, jardins & prairies dépendans des Hôtels; le tout sous peine de punition, à moins que pour de bonnes raisons ils en eussent obtenu la permission du Directeur.

X I.

A midi, la cloche sonnant, tous les Élèves se rendront dans les réfectoirs. Défenses à eux d'y aller auparavant, comme de passer & d'entrer dans les cuisines; les Chefs & l'Élève de semaine, dans le dernier de ces lieux, ayant seuls ce droit, attendu la nécessité du service qu'ils ont à y faire.

X I I.

Ils s'y tiendront dans une décence convenable, sans y faire aucun bruit, & ils n'en sortiront qu'après le coup de cloche qui sera sonné à midi & demi.

X I I I.

A deux heures ils rentreront dans les salles de travail où il sera fait, comme le matin, un appel, après lequel ils se rendront pareillement chacun aux lieux de leur destination pour ne les quitter qu'à six heures, seconde époque de la sortie des salles d'étude dans le jour.

XIV.

A quatre heures en été & à trois heures en hiver, il sera fait dans les Hôpitaux un second pansement auquel se rendront les Élèves désignés à cet effet, ainsi qu'il a été dit article IX.

XV.

SERONT chaque semaine nommés des Élèves en nombre suffisant pour le nettoiement de chaque salle. Ceux qui leur succéderont dans cette corvée, ne les remplaceront qu'autant que ces salles leur seront remises dans la propreté requise. S'il en étoit autrement, on les fera approprier aux frais des premiers, après quoi les derniers seront chargés de les entretenir, pendant le temps fixé pour leur service, dans l'état où elles doivent être.

XVI.

L'HEURE du souper sera, dans toutes les saisons, celle de sept heures les jours de travail ; les Élèves se rendront aux réfectoirs, s'y comporteront & en sortiront, ainsi qu'il a été expliqué articles XI & XII.

XVII.

L'HEURE du coucher sera, tous les jours & dans tous les temps, celle de dix heures. À dix heures un quart les lumières seront absolument éteintes dans toutes les chambres, qui ne pourront être fermées à clé pendant la nuit, sous quelque prétexte que ce soit.

XVIII.

SERONT responsables les Élèves, de tous les meubles de la chambre qu'ils habiteront, & tenus de réparer les dommages qu'auroient pu souffrir les lits, tables, chaises, fenêtres, portes, &c. conformément aux articles II & III du Titre V.

XIX.

DÉFENSES leur sont faites de chanter dans les Hôtels pendant la nuit & pendant les heures des travaux ; comme aussi de faire aucun bruit étranger à celui des exercices ordinaires, & qui pourroit interrompre &

troubler ceux qu'un véritable zèle engage à mettre à profit les momens.

X X.

DÉFENSES leur ſont expreſſément faites, aux uns & aux autres, d'avoir des armes à eux dans les Hôtels ; le tout ſous peine de priſon pour la première fois, & d'expulſion pour la ſeconde.

X X I.

ILS n'auront pareillement dans les Hôtels & ne recèleront dans leurs chambres, ni des chiens ni d'autres animaux qui infecteroient néceſſairement leur habitation.

X X I I.

ILS ſeront ſoigneux, polis & attentifs envers les Étrangers, que le beſoin ou la curioſité pourroit attirer dans les Écoles, & ils préviendront tous leurs deſirs s'ils ſont à portée d'en ſaiſir l'occaſion.

TITRE IX.

Jours de Congé.

ARTICLE PREMIER.

LES dimanches & fêtes, les jeudis & les jours de Saint-Éloi, feront pour les Élèves autant de jours de congé.

II.

NULS d'entr'eux ne fortiront ces mêmes jours fans une permiffion expreffe du Directeur. À l'égard des jours ouvrables, ils ne leur en fera point accordée, attendu qu'ils doivent remettre aux jours dans lefquels ils font libres les affaires qu'ils peuvent avoir. Si cependant il leur en furvenoit quelques-unes d'effentielles qui pourroient fouffrir de quelque délai, les Directeurs feront autorifés à leur donner, pour un jour feulement, une permiffion par écrit, dans laquelle le lieu où ils doivent aller fera défigné.

III.

NE pourront les Élèves aller dans la ville la plus prochaine des Écoles, & s'écarter des villages ou fauxbourgs dans lesquels elles seront établies, sans une permission imprimée, signée par le Directeur-Inspecteur général pour la ville de Paris, & par les Directeurs des Écoles dans les villes de Province, dont le modèle aura été remis, soit à la Police, soit dans les Bureaux des Gouverneurs ou Commandans dans les Places, laquelle permission sera représentée à la première réquisition par les Élèves; le tout sous peine d'être arrêtés, & constitués prisonniers dans les prisons des villes, & ensuite dans les prisons des Écoles.

I V.

ILS ne sortiront jamais des Hôtels, ainsi que les Chefs & Sous-chefs, sans être revêtus de l'uniforme. Les Élèves & les Sous-chefs le porteront entier & complet. Les Chefs seront libres d'avoir sous l'habit une veste & une culotte différentes de ce même uniforme.

V.

DÉFENSES aux uns & aux autres de porter l'épée ou le couteau de chasse, sous peine de prison & d'expulsion; cette liberté

& cette diſtinction n'étant accordée qu'aux Directeurs & qu'aux Profeſſeurs.

V I.

Il leur eſt formellement défendu de hanter des lieux ſuſpects, ſous peine d'être chaſſés des Écoles, & de fréquenter des Cabarets, ſous peine d'être mis aux arrêts pendant ſix mois.

V I I.

Si, quelques précautions qu'aient & que doivent avoir les Directeurs, de faire avertir dans les fauxbourgs & villages voiſins des Écoles, de ne faire aucun crédit aux Élèves, il en eſt parmi ceux-ci qui s'aviſent de contracter des dettes, ils ſeront mis aux arrêts juſqu'à ce qu'ils ſe ſoient acquittés envers les particuliers qui leur auront fourni des choſes utiles & qu'ils auroient dû payer dans le mois.

V I I I.

Seront punis de priſon pour la première fois, & d'expulſion pour la ſeconde, ceux qui découcheroient des Hôtels ; & ſeront punis & condamnés aux arrêts, pendant quinze jours, ceux qui ſe retireront après huit heures du ſoir ſonnées, pour la première fois (cette heure étant l'heure du ſouper les jours de congé); aux arrêts pendant un mois, pour la ſeconde; & aux arrêts pendant deux mois, pour la troiſième, à moins qu'ils n'en euſſent obtenu une permiſſion des Directeurs.

I X.

LES Élèves de ſervice dans les Hôpitaux, aux Forges & aux Pharmacies, ne ſortiront point dans la ſemaine où ils ſeront employés dans ces différens lieux, & il n'y aura pour eux aucun jour de congé dans ladite ſemaine.

TITRE X.

Devoirs des Profeſſeurs, Chefs & Sous-chefs en ce qui concerne la conduite des Élèves.

ARTICLE PREMIER.

JOUIRONT, ſous les ordres du Directeur-Inſpecteur général & des Directeurs particuliers des Écoles, les Profeſſeurs &

les Chefs, d'une autorité néceſſaire ſur les autres Élèves, dont ils ſe feront reſpecter par les exemples qu'ils leur donneront, & dont ils s'efforceront de mériter la confiance en les inſtruiſant.

I I.

ILS maintiendront, chacun en ce qui les concernera, la diſcipline dans les Écoles: ils y feront obſerver les ordres particuliers qu'ils recevront; ils n'abuſeront point ſur-tout, ſous peine d'être très-ſévèrement punis, du pouvoir qui leur eſt accordé en le faiſant ſervir à des perſonnalités totalement étrangères à l'inſtitution.

I I I.

SERONT les Profeſſeurs ſupérieurs aux Chefs & Sous-chefs, ceux-ci devant avoir pour eux tous les égards dûs à leurs talens & à leur place.

I V.

EU égard à l'attention à avoir ſur la conduite des Élèves, les Chefs feront tour-à-tour ce ſervice. Ils pourront leur infliger des punitions quelconques, telles que la

prifon

prison, les arrêts, des amendes, des corvées, ou des doublemens ou prolongations de service, &c. mais ils feront tenus d'en rendre compte aux Directeurs dès le premier moment de liberté qu'ils auront.

V.

TOUT Élève qui aura encouru une peine quelconque ordonnée par un Professeur ou un Chef, ne pourra en être relevé par lesdits Professeurs ou Chefs, mais seulement par les ordres des Directeurs qui, en ce qui concerne les amendes prononcées, les adjugeront au profit de la cuisine des Élèves, à moins qu'elles n'aient eu pour objet un service qui, n'ayant pas été fait par l'Élève amendé, ait été rempli par un Étranger moyennant salaire.

V I.

NE pourront les Sous-chefs infliger aucune peine aux Élèves, mais sur les plaintes qu'ils porteront d'eux, ceux-ci feront punis par les Directeurs, les Professeurs ou les Chefs.

V I I.

AURONT attention les Sous-chefs,

d'adreſſer leurs plaintes aux Supérieurs qu'elles regardent ; & en cas de leur abſence, à tous autres, principalement aux Profeſſeurs ou au Chef de ſemaine.

VIII.

LES Chefs ſeront tour-à-tour de ſervice pendant le cours d'une ſemaine. Celui d'entre eux qui ſera employé à cet effet, ſera chargé de l'inſpection générale des Élèves, ſoit dans les cours, ſoit dans les chambres, ſoit à la chapelle, ſoit dans les réfectoirs, ſoit dans les cuiſines, ſoit dans tous les lieux autres que ceux des études, attendu que d'autres Profeſſeurs ou d'autres Chefs, en l'abſence de ceux-ci, ſont cenſés y préſider.

IX.

LES Chefs de ſemaine viſiteront tous les jours, dès les ſept heures du matin, avant ou après l'appel qu'ils ſeront tenus de faire dans la ſalle d'aſſemblée, les chambres & les lieux voiſins de l'habitation des Élèves, pour être aſſurés de l'exécution de l'article III, Titre VIII ; & dans le cas où la diſpoſition de cet article auroit été dédaignée ou négligée, ils chargeront la perſonne qu'ils jugeront à propos d'acquitter les Élèves du devoir qu'elle preſcrit, & les Élèves ſeront tenus de lui payer le ſalaire ordonné.

X.

POURRONT, pendant le temps de leur ſervice, les Chefs prépoſés à l'inſpection générale des Élèves, multiplier les appels dans le jour, & même en faire, ſelon le beſoin & l'exigence des cas, aux heures des recréations.

X I.

ILS ſeront tenus tous les ſoirs, après l'heure du coucher, d'en faire un dans chaque chambre. Ils puniront ſur le champ de priſon ceux des Élèves dans celles deſquelles les lumières n'auroient pas été éteintes à l'heure preſcrite article XVII, Titre VIII; ils viſiteront les chambres la nuit, s'ils le jugent à propos; & dans le cas où des Élèves auroient contrevenu à la diſpoſition du ſuſdit article, en ce qui concerne l'obligation de ne jamais fermer la nuit les chambres à la clé, ils ſeront conduits par leurs ordres en priſon pour y reſter quinze jours la première fois, sauf à voir prononcer leur expulsion des Écoles à la première récidive.

XII.

LES veilles des jours de congé & le soir, les Professeurs & les Chefs se rendront chez les Directeurs à l'effet de les instruire des progrès, des mœurs & de la conduite des Élèves. Ils leur remettront les notes qu'ils auront faites sur les uns & les autres de ces points, toutes les permissions pour sortir le lendemain ne devant être accordées qu'après la présentation de ces mêmes notes.

XIII.

DANS le cas où des Élèves se comporteroient mal & feroient quelqu'action répréhensible les jours de congé ou autres hors des Écoles, les Professeurs, Chefs & Souschefs qui les rencontreront, seront autorisés à les envoyer sur le champ dans les Hôtels pour y être punis suivant l'énormité de la faute ; & dans la circonstance d'une désobéissance de leur part, ils seront condamnés à un mois de prison, & ensuite irrévocablement expulsés.

TITRE XI.

Infirmeries.

ARTICLE PREMIER.

TOUT Élève malade sera transporté à l'infirmerie des Écoles pour y recevoir les secours nécessaires. Les Chirurgiens attachés aux Hôtels en seront sur le champ avertis; ainsi que les Directeurs, qui en instruiront de leur côté le Directeur-Inspecteur général.

II.

DANS le cas où la maladie paroîtra grave, on appellera aussitôt un Médecin, & l'on aura recours à la paroisse dès le moment qu'il indiquera.

III.

IL y aura toujours à l'infirmerie une Garde pour le service des Malades dans tout ce qu'ils auront besoin. Cette Garde, agréée par les Directeurs, sera aux gages de la totalité des Élèves, & chargée d'ailleurs du soin de réparer le linge dont ils se servent, & que Sa Majesté a bien voulu leur faire fournir.

I V.

ELLE ne leur servira que les alimens qui feront partie de leur régime, & elle leur administrera exactement tous les médicamens ordonnés.

V.

NUL Élève en santé n'entrera dans les infirmeries, si ce n'est les Professeurs. Les Chefs de semaine seront tenus d'y faire une visite deux fois par jour; tous autres n'y seront admis qu'autant qu'ils en auront obtenu la permission des Directeurs.

V I.

LA Garde ne souffrira point que les Élèves malades transportent d'un lit ce qui est dépendant d'un autre, chaque lit devant demeurer toujours complet.

V I I.

ELLE sera responsable de tout ce qui sera dans les infirmeries, d'après l'état qui en aura été dressé, lors de son entrée, par les Directeurs.

VIII.

DÉFENSES très-expreſſes lui ſont faites de permettre qu'on apporte, ſoit de la cuiſine, ſoit du dehors, aucune nourriture prohibée par le Médecin & le Chirurgien.

IX.

SERONT remis aux Régiſſeurs les comptes des remèdes fournis & des frais de maladie, pour, ces comptes viſés par les Directeurs des Écoles, & approuvés par le Directeur-Inſpecteur général, être envoyés par ces mêmes Régiſſeurs à M.rs les Commiſſaires départis, & autres perſonnes qui entretiendroient ceux des Élèves qui auront été malades.

X.

DÉFENSES aux Élèves qui ſeront à l'infirmerie, d'en ſortir pour ſe promener dans la maiſon, dans les cours & pour aller partout ailleurs, ſans la permiſſion des Directeurs.

XI.

DANS la circonſtance de la mort de quelques Élèves, les Directeurs les feront inhumer décemment, mais sans jeter les Provinces & leurs Protecteurs dans de grands frais; on aura l'attention d'en faire le moins qu'il sera possible.

XII.

LES convois seront toujours en proportion des grades de ceux qui décéderont dans les Écoles.

XIII.

DÈS l'instant de la mort, inventaire sera fait par les Directeurs, de tous les effets du défunt; ils seront fermés sous la clé, & l'inventaire sera remis au Directeur-Inspecteur général, qui en fera passer une copie à la famille & qui lui fera rendre lesdits effets, s'il y a lieu, & aussitôt qu'il en sera requis.

TITRE XII.

Élèves militaires.

ARTICLE PREMIER.

LES Élèves militaires, casernés dans le voisinage de l'École royale vétérinaire de

Paris, feront, conformément aux règlemens donnés par Sa Majefté les 15 octobre 1769 & 13 février 1774, quant à la difcipline extérieure & à celle des cafernes, fous les ordres de l'Officier qui les commande.

En ce qui concerne la difcipline intérieure de l'École, & les différens fervices qu'ils partageront avec les Élèves provinciaux, ils feront foumis à ceux du Directeur général, du Directeur particulier, des Profeffeurs, des Chefs & Sous-chefs, & punis comme les autres, fuivant l'exigence des cas.

II.

LE Commandant des Élèves militaires inftruira le Directeur de l'École, de ceux qui feront de piquet, en prifon ou malades, foit à la Charité, foit aux Cafernes, & lui enverra chaque jour, pour cet effet, une feuille contenant les noms de ceux qui feront dans les unes ou les autres de ces circonftances.

III.

LE Directeur de l'École inftruira le Commandant de fon côté, des Élèves qui auront été punis pour cauſe d'infraction aux règlemens & pour autres ſautes nuiſibles à leur inſtruction, comme du nom de ceux qui ſe trouvant de ſervice à l'École, ſeront tenus d'y reſter.

I V.

L'OFFICIER commandant ne permettra à aucun Élève de s'abſenter de la Caſerne pendant un certain temps, qu'il n'en ſoit préalablement convenu avec le Directeur-Inſpecteur général, afin de s'aſſurer que cette permiſſion ne nuira pas eſſentiellement aux progrès de celui qui l'aura demandée.

V.

TOUT ſujet qui deſirera s'engager dans l'eſpérance de parvenir, après ſes études, au grade de Maréchal-expert dans un corps de Cavalerie quelconque, ſera agréé avant ſon engagement par le Directeur général.

V I.

SERONT tenus les Élèves militaires de ſe rendre aux heures de l'entrée des ſalles & des différens exercices, & ſeront compris, comme les Élèves provinciaux, dans les appels qui y feront faits. Ils ne fortiront de l'Hôtel qu'aux heures de la fortie des falles. Pourront néanmoins, s'ils le jugent à propos & fi leur zèle les y porte, fe livrer dans l'École à des occupations utiles & inftructives jufqu'au moment où ils feront obligés de fe rendre dans les Cafernes.

VII.

SERONT, conformément aux difpofitions des règlemens des 15 octobre 1769 & 13 février 1774, congédiés de l'École les Élèves militaires qui n'y feroient aucun progrès, qui fe débaucheroient, & qui ne travailleroient point à fe mettre en état de remplir les vues qu'on a fur eux, & envoyés dans les régimens en qualité de fimples Cavaliers ou Dragons. Le tout fur les repréfentations du Directeur général, & par les ordres du Secrétaire d'État de la guerre.

VIII.

L'INTENTION de Sa Majefté eft que, lorfque les Élèves militaires engagés feront fuffifamment inftruits, ils paffent, fur les témoignages qui en feront rendus par le

Directeur général, successivement dans les régimens qui se trouveront avoir besoin de Maréchaux-experts, sur la demande qui en sera faite au Secrétaire d'État de la guerre par les Mestres-de-camp : Voulant Sa Majesté qu'ils soient admis dans lesdits régimens en qualité de Maréchaux-des-logis, & qu'ils y jouissent du traitement réglé par les Ordonnances pour les Maréchaux-experts.

TITRE XIII.

Administration économique, Régisseurs, Comptabilité.

ARTICLE PREMIER.

TOUS les fonds que Sa Majesté daigne accorder pour le soutien & l'entretien des Écoles, demeureront entre les mains d'un Caissier général, qui versera chaque mois dans la Caisse particulière des Régisseurs, sur les mandats du Directeur général, les sommes dont elles auront besoin, & qui seront fixées, pour chacune d'elles, par le

Secrétaire d'État ayant lesdites Écoles dans son département.

II.

La comptabilité du Caissier général, sera donc bornée à la justification de sa recette & à celle de sa dépense, qui ne consistera que dans les sommes qu'il aura comptées, mois par mois, aux Régisseurs & dans la représentation des quittances de ces derniers.

III.

Outre les fonds que ceux-ci toucheront de la Caisse générale, ils recevront tous les produits des Hôpitaux, des Forges & des Pharmacies, lesquels seront joints à ces mêmes fonds pour être pareillement employés à l'entretien des Écoles.

IV.

Ces revenus casuels seront, quant aux Hôpitaux, en raison du nombre des animaux qui y seront traités, & pour lesquels les propriétaires seront tenus de payer chaque jour une somme proportionnée à la cherté des fourrages, car les soins, les opérations, & même les médicamens pour lesdits animaux, feront abſolument gratuits. Ces mêmes produits réſulteront encore, quant à la Pharmacie, de la vente des drogues & des remèdes qui auront été livrés à des particuliers, ſuivant le tarif qui en aura été arrêté par le Directeur général, & quant aux forges, de la ferrure des divers animaux que la confiance publique aura mis dans la main des Élèves.

V.

SERONT par conſéquent comptables les Régiſſeurs, non-ſeulement de ce qu'ils auront reçu du Caiſſier général, mais encore de ces revenus caſuels ; comme auſſi des ſommes qu'ils auront touchées pour les Élèves, ainſi qu'il a été dit article V, titre IV; celles-ci devant former un compte particulier, & n'être en aucune manière confondues dans les comptes des autres.

VI.

LE nombre des animaux conduits dans les Hôpitaux variant à l'infini, il ſeroit de toute impoſſibilité d'apprécier & d'arbitrer, ſoit la quantité des approviſionnemens pour leur nourriture & pour leur traitement, ſoit le nombre des Palefreniers néceſſaires, ſoit la quantité des menues dépenſes des écuries, en ſorte que l'incertitude dans laquelle on feroit ſur tous ces points, pourroit toujours ouvrir une porte aux déprédations; le nombre des places dans les écuries ſera donc irrévocablement fixé dans chacune des Écoles.

VII.

CONSÉQUEMMENT à cette fixation, il ſera facile d'en faire une par approximation, de la conſommation du foin, de la paille, de l'avoine, de l'orge & du ſon, ſauf une diminution, en cas de non complet, mais ſans que jamais & pour aucune raiſon quelconque, il puiſſe y avoir de l'augmentation.

VIII.

LES Profeſſeurs-Directeurs des Hôpitaux, tiendront un regiſtre exact de l'entrée & de la ſortie des animaux qui y ſeront envoyés pour y être traités; un double de ce regiſtre ſera dans les mains des Régiſſeurs chargés de faire, tous les mois, le recouvrement des penſions deſdits animaux, lors même qu'ils feroient encore dans les Écoles, comme celui des fommes qui pourroient être dûes au moment où ils en fortiront.

I X.

DANS les Écoles peuplées d'un nombre confidérable d'animaux qui occafionneroient une grande confommation, il y aura un Directeur des fourrages, lequel donnera aux Palefreniers, dans les heures marquées, les rations à diftribuer dans chaque écurie; le tout en préfence d'un Chef prépofé, femaine par femaine, à la févère exécution de l'ordonnance journalière écrite par le Profeffeur-Directeur des Hôpitaux, fur un regiftre deftiné à cet effet, & dans lequel fera défigné, jour par jour, le régime de chaque animal malade, fuivant les numéros des places qu'ils occupent dans les Hôpitaux, ce régime ne pouvant que varier felon les circonftances.

X.

SERONT refponfables lefdits Délivreurs, auxquels feuls la clé des magafins fera confiée, de tous les fourrages emmagafinés, & dont l'efpèce l'eſpèce & la quantité auront été conſtatées devant eux par les Profeſſeurs-Directeurs des Hôpitaux & par les Directeurs des Écoles.

XI.

SERA fixé le nombre des Palefreniers en raiſon du nombre des animaux malades, & ne pourront leſdits Palefreniers en ſoigner moins de ſix.

XII.

L'UNIQUE moyen de contenir les Préposés aux différens ſervices, & de les rendre attentifs à la conſervation des effets & au ménagement des choſes qui ſe conſomment par l'uſage, étant de les aſſervir à ſe les fournir eux-mêmes ; on comprendra dans les gages accordés aux Palefreniers, l'obligation d'entretenir leurs écuries de ſeaux, pelles, fourches, balais, étrilles, broſſes, éponges, épouſſettes, cordes de barres, longes de licou & lumière pendant la nuit.

XIII.

IL ſera établi dans les Pharmacies, leſquelles ſeront toujours préſidées par un Profeſſeur, ou un Chef, ou un Sous-chef, &

desservies par des Élèves & par un Domestique, s'il en est besoin, un registre sur lequel le Professeur écrira, d'une part, toutes les dépenses concernant cette partie, soit médicamens, bois à brûler, charbon, ustensiles, &c. & de l'autre, les ventes faites au profit des Hôpitaux, des drogues & remèdes à différens particuliers, tant au crédit qu'au comptant.

XIV.

Il y aura de plus dans les Pharmacies un second registre contenant toutes les ordonnances prescrites chaque jour par le Professeur-Directeur des Hôpitaux: ce registre formera la preuve justificative de l'emploi principal des drogues & substances achetées.

A l'égard des ventes faites aux particuliers, le Professeur de la Pharmacie comptera chaque mois aux Régisseurs, les sommes qu'il aura reçues, & les Régisseurs seront tenus de faire le recouvrement de celles qui pourront être dûes.

XV.

Un des Professeurs & des Chefs des Écoles dirigeront les forges.

Le Professeur tiendra un registre de tous les achats de charbon de terre, fer à forger, clous, &c. & des différentes ferrures faites aux animaux appartenans à divers particuliers. Tiendra aussi ledit Professeur, sous la clef, le fer à forger & les clous, ainsi que tous les instrumens nécessaires qui lui seront confiés dans cet atelier, & il remettra pareillement aux Régisseurs chaque mois le montant du produit des forges, sauf à ceux-ci à recouvrer promptement ce qui restera dû.

XVI.

Le Professeur d'Anatomie sera chargé de tous les achats qui concerneront les Cabinets du Roi dans les Écoles, les dissections, injections, charbon, bois, lumière, chevaux & autres animaux de différentes espèces à sacrifier, vernis, couleurs, démonstrations particulières, opérations, concours & prix; & il établira un registre constatant toutes les dépenses relatives aux uns & aux autres de ces objets.

XVII.

Il en sera de même en ce qui regarde les

Jardins botaniques; le Professeur tiendra registre de toutes les dépenses, soit en plantes, pots, semences, arbrisseaux, outils, cloches, bois pour les poèles des serres chaudes, réparations, &c.

XVIII.

QUANT aux réparations à faire dans les constructions des Écoles dont les bâtimens appartiendront au Roi, la maçonnerie, la serrurerie, la vitrerie, l'entretien des harnois & voitures nécessaires, les marchés & achats de fourrages, les objets concernant les Bureaux, tels que papiers, registres, plumes, encre, cire à cacheter, grattoirs, canifs, règles, crayons, ports de lettres & autres frais; le tout sera arrêté par le Directeur général, & acquitté par les Régisseurs sur les *vu-bon* des Directeurs.

XIX.

À la tête de tous les registres dont l'établissement est ordonné par les articles VIII, IX, XIII, XV, XVI & XVII du présent Titre, sera l'inventaire de tout ce qui sera remis à chaque Professeur & à chaque Chef lors de leur entrée dans chaque lieu; & cet inventaire sera signé par chacun de ces Professeurs & Chefs, & par les Directeurs.

XX.

NE pourront lesdits Professeurs & Chefs, faire aucun achat que sur les *vu-bon* des Directeurs, lesquels, dans les cas où il s'agira d'une certaine dépense, seront tenus de prendre à cet égard les ordres du Directeur général.

XXI.

SERONT tous les registres mentionnés dans les articles VIII, IX, XIV, XV, XVI & XVII, signés par chacun des Professeurs ou Chefs qui les tiendront, & visés chaque mois par les Directeurs.

En ce qui concerne ceux dont il est parlé articles XIII & XIV, ils seront signés & visés tous les huit jours ; les uns & les autres de ces registres devant, au surplus, être arrêtés à la fin de chaque année par le Directeur général lors de la confection & de la reddition des comptes des Régisseurs.

XXII.

LES appointemens des Directeurs, comme

aussi ceux des Aumôniers, des Régisseurs, seront réglés de manière que ni la Caisse générale, ni la Caisse particulière, n'auront rien à leur fournir au-delà; & quant à ceux des Chefs ou Postulans à des adjonctions aux Professeurs, ils seront tels que ces Élèves seront chargés de se fournir leur uniforme, les manches, les tabliers, les instrumens à ferrer & à disséquer, & la lumière dont ils auront besoin pour vaquer à leur service & aux visites qu'ils sont obligés de faire pendant la nuit.

XXIII.

Eu égard à ceux des Professeurs d'Anatomie, Botanique, & des Directeurs des Hôpitaux, ils seront en raison de leur place, de leurs obligations & de leurs besoins auxquels ils ne seront pas moins tenus de satisfaire sur les sommes qui leur seront annuellement accordées.

XXIV.

Les Suisses des Hôtels seront tenus, sur leurs gages, de se vêtir d'un habit de la grande & de la petite livrée du Roi, de se nourrir, de ſe chauffer, de s'éclairer & de fournir l'huile de toutes les lampes néceſſaires dans les ſalles de diſſection.

XXV.

Il ne ſera rien payé aux Concierges, aux Jardiniers & autres Domeſtiques, au-delà des gages qui ſeront fixés pour chacun d'eux.

XXVI.

La confuſion de tous les objets qui entrent néceſſairement dans la comptabilité des Écoles, ne pouvant que jeter perpétuellement une obſcurité ſur la manutention, chaque partie ſera diſtincte, la dépenſe en ſera fixée, & il y aura une Maſſe ſéparée, & deſtinée particulièrement pour chacune d'elles. Dès-lors telle partie ſe trouvant réduite & bornée dans ſa dépenſe à telle ou telle ſomme, la néceſſité d'économiſer ſera bien plus évidente aux yeux des Directeurs & des Profeſſeurs chargés de quelque régie, & dont le zèle pourra être récompenſé en raiſon des épargnes qu'ils auront faites.

XXVII.

Ces Maſſes ſeront compoſées, pour les

Hôpitaux & la Pharmacie, qui n'en feront qu'une ſeule, & pour les forges, d'une part, de ce dont il plaira à Sa Majeſté de les ſecourir de la Caiſſe générale; & de l'autre, des caſuels ou produits entrés dans la Caiſſe particulière.

Les appointemens & les gages en formeront une troiſième; les réparations, une quatrième; les frais de Bureaux, une cinquième; la dépenſe des jardins, une ſixième; & les Cabinets du Roi, une ſeptième: mais celles-ci n'offrant que des objets de dépenſe, ne pourront être alimentées que par la Caiſſe générale, d'après la fixation des ſommes dont le payement ſera ordonné par Sa Majeſté.

XXVIII.

SERONT aſtreints les Régiſſeurs à tenir un regiſtre en recette & en dépenſe pour chacune de ces Maſſes, lequel ſera viſé & arrêté tous les mois par les Directeurs, & à la fin de chaque année, par le Directeur général.

XXIX.

SERONT pareillement tenus les Régiſſeurs, de fournir chaque mois au Directeur général une feuille de recette, tant de celle faite à la Caiſſe générale, que de celle des revenus caſuels ; laquelle feuille contiendra auſſi la dépenſe faite dans ledit mois, & ſera ſignée par les Régiſſeurs & viſée par les Directeurs, en ſorte que l'union des douze feuilles, fournies ainſi pendant l'année, formera le compte entier que les Régiſſeurs doivent rendre tous les ans à Sa Majeſté.

XXX.

OUTRE cette feuille, leſdits Régiſſeurs en donneront une ſeconde au Directeur général, contenant le relevé de leurs regiſtres pour chaque mois, juſtificative de la recette, de l'avoir & du débet de chaque Maſſe, tant en général qu'en particulier ; ladite feuille pareillement certifiée par eux & viſée par les Directeurs.

XXXI.

VÉRIFICATION ſera faite chaque mois de la Caiſſe des Régiſſeurs par les Directeurs des Écoles, leſquels en enverront un état certifié par eux au Directeur général.

XXXII.

NE pourront lesdits Régisseurs, conclure aucuns marchés, faire aucun achat sans l'agrément du Directeur général, ni payer aucunes sommes quelconques que sur les *vu-bon* des Directeurs, lesquels seront obligés d'avoir un registre particulier, dans lequel ils consigneront tous les *vu-bon* qu'ils auront délivrés par numéros, date & objets; ce même registre, lequel sera arrêté toutes les années par le Directeur général, devant le mettre à portée de comparer avec les *vu-bon* les pièces justificatives des comptes annuels des Régisseurs.

TITRE XIV.

Devoirs des Concierges.

ARTICLE PREMIER.

LES Écoles nombreuses auront un Concierge, chargé de veiller sur tous les meubles y appartenans à Sa Majesté, & inventaire leur en sera remis.

I I.

A mesure des dommages que les effets pourront souffrir par l'usage, ils en instruiront les Directeurs qui, de l'avis du Directeur général, ordonneront les réparations à y faire.

I I I.

SI ces réparations ont été mal faites, ils ne recevront pas les effets réparés, & ils seront tenus d'avertir pareillement les Directeurs de la négligence ou de la mauvaise foi des Ouvriers.

I V.

DANS la circonstance du déplacement de quelques meubles d'un appartement dans un autre, ils noteront le changement & le transport qui en aura été fait.

V.

CHAQUE année l'inventaire général sera vérifié. On en retranchera les effets péris par l'usage, en spécifiant ce retranchement en marge dudit inventaire, ainsi que sa cause; on y ajoutera tout ce dont les appartemens pourront avoir été fournis de nouveau : cet inventaire, ces additions & ces retranchemens feront signés par les Concierges, visés par les Directeurs, & approuvés par le Directeur général.

TITRE XV.

Devoirs des Suisses des Hôtels.

ARTICLE PREMIER.

SERONT les Suisses de la porte des Hôtels très-exacts à leur poste, ils ne le quitteront que dans des circonstances forcées, & seulement pour l'instant où ils pourront être appelés ailleurs, encore seront-ils obligés de commettre quelqu'un pour les remplacer pendant cet instant.

II.

SERONT les clés qui leur seront confiées, fermées chez eux dans un lieu sûr, de manière qu'elles ne puissent jamais, & dans aucun cas, tomber dans les mains des Élèves.

III.

Si quelqu'un des Élèves & des Domestiques attachés aux Hôtels, comme si quelque étranger inconnu ou quelques personnes du peuple emportent quelques paquets dehors, les Suisses visiteront ces paquets pour en rendre compte aux Directeurs, & pour peu que cet enlèvement leur paroisse suspect, ils ne le permettront qu'après avoir pris leurs ordres.

IV.

Ils ne laisseront jamais sortir aucun Élève les jours de travail, sans un billet des Supérieurs. Défenses pareilles à eux d'en laisser sortir les jours de congé avant la Messe, à moins qu'il ne leur soit remis une permission des Directeurs; laquelle permission ils garderont, & leur rapporteront le lendemain matin avec une note de l'heure à laquelle seront rentrés lesdits Élèves, si cette heure est indûe.

V.

Ne permettront jamais lesdits Suisses,

lors même qu'on leur exhiberoit le consentement par écrit des Directeurs, de s'absenter des Écoles aux Élèves ordinaires & Sous-chefs, de sortir s'ils n'ont l'uniforme complet de l'École, & aux Chefs s'ils n'en ont l'habit.

V I.

LES Suisses conduiront les Élèves condamnés à subir la peine de prison, dans les lieux des Écoles où il sera ordonné qu'ils soient détenus, & ne pourront jamais se dispenser d'accompagner les Domestiques chargés de leur porter leur nourriture.

V I I.

DANS le cas où quelques Élèves auroient l'imprudence d'aller à la porte des prisons conférer avec les prisonniers, les Suisses les emprisonneront eux-mêmes, sans avoir besoin d'aucun ordre que celui contenu dans la présente disposition, & ils en rendront compte sur le champ aux Directeurs ou aux Professeurs ou Chefs qui les représenteront en cas d'absence.

VIII.

SERONT reſponſables les Suiſſes des portes, des lieux dans leſquels les Élèves qui auront mérité punition, pourront être renfermés, & il leur eſt enjoint de tenir toujours ces lieux fermés & propres.

IX.

IL leur reviendra de la part de chaque Élève qui ſera envoyé en priſon, une ſomme de cinq ſous, laquelle ſera retenue auxdits Élèves ſur leur prêt par les Régiſſeurs lors des décomptes.

X.

SERONT tenus leſdits Suiſſes de balayer & de maintenir dans la plus grande propreté le devant de leur loge & les cours d'entrée; comme auſſi de n'y ſouffrir aucun embarras de voiture, brouettes, charrettes, fumier, &c.

XI.

TOUS les matins, à cinq heures en été & à ſix heures en hiver, ils ſonneront le lever des Élèves; à cinq heures & demie en été & à ſix heures & demie en hiver, la fortie des chambres; à fix heures trois quarts, dans toutes les faifons, l'appel général & la Meffe fi elle eft célébrée dans les Écoles; à fept heures, les jours de travail, l'entrée dans les falles d'Études ou d'affemblées; à neuf heures, les panfemens à faire dans les Hôpitaux; à onze heures, la récréation; à midi, le dîner; à midi & demi, la fortie des réfectoirs; à deux heures, le fecond appel général & l'entrée dans les falles d'études; à trois heures en hiver & en été à quatre, le fecond panfement dans les Hôpitaux; à fix heures, la récréation; à fept heures, dans toutes les faifons & les jours ouvrables, le fouper; à huit heures, ce même repas, les jours de congé; à fept heures & demie & à huit heures & demie, dans les uns & les autres de ces jours, la fortie des tables; & à dix heures, le coucher.

XII.

LES jours de fête, la Meffe fe difant à neuf heures dans les Écoles où il y aura une chapelle, ils fonneront un premier coup au moment où le Chapelain y entrera : ils en en tinteront un ſecond lorſque l'Élève, nommé pour ſervir la Meſſe, les avertira par le ſon de la clochette. Quant aux jours de Dimanche, ils ſonneront à huit heures & demie l'exhortation ou la lecture ſpirituelle; à neuf heures la Meſſe, & ils tinteront enſuite comme il eſt dit ci-deſſus.

XIII.

AUX heures des leçons & des démonſtrations, & dans les temps où les Directeurs, les Profeſſeurs & les Chefs pourront être occupés, ils prieront les Étrangers qui pourront demander, ſoit des Élèves aſſiſtans aux leçons, ſoit les Maîtres qui les font, d'attendre que la ſéance ſoit terminée, afin de n'interrompre ni les uns ni les autres par des admiſſions indiſcrettes.

XIV.

TOUT Étranger qui demandera les Directeurs & les Profeſſeurs, ſera conduit & accompagné par les Suiſſes juſqu'aux lieux de leur habitation, ou juſqu'à ce qu'ils aient pu le leur préſenter.

X V.

DÉFENSES expresses sont faites aux Suisses, sous peine d'une expulsion prompte & absolue, de laisser entrer les personnes du sexe dans les cours, les cuisines & les habitations des Élèves. Les Lingères, Blanchisseuses & autres Ouvrières, attendront dans leur loge qu'ils aient averti les Élèves demandés; & à l'égard des femmes qui auroient à parler aux Directeurs & aux Professeurs, ils les conduiront eux-mêmes.

X V I.

DÉFENSES sous les mêmes peines de recevoir dans leur loge des Élèves qui desireront d'y boire & d'y manger, comme aussi d'y admettre des Étrangers à cet effet, leur habitation n'étant point destinée à former un Cabaret.

X V I I.

DÉFENSES leur sont faites, à peine d'une amende applicable aux pauvres, de laisser entrer dans les Écoles pourvues d'une chapelle, des Étrangers qui se présenteroient pour entendre la Messe les jours de Dimanche & Fêtes.

XVIII.

SERONT exacts lesdits Suisses aux heures qui leur seront indiquées, à venir allumer toutes les lampes dans les salles de dissection & autres lieux, comme aussi à tenir ces lampes parfaitement propres.

XIX.

POURRONT lesdits Suisses conduire les Étrangers dans les Cabinets du Roi, dans les Salles, dans les Hôpitaux, & leur faire voir les Écoles après en avoir obtenu la permission des Directeurs, & en observant de préposer à leur porte quelqu'un qui les remplace. Ils ne laisseront entrer dans le jardin des plantes que sous le bon plaisir du Professeur de Botanique, & ils seront attentifs à ce que les Étrangers qu'ils introduiront ne touchent à aucunes des choses dépendantes des lieux dans lesquels ils seront admis.

XX.

ILS auront dans leur loge un tableau contenant les noms de tous les Élèves, & sur lequel ils pourront en marquer facilement la ſortie & la rentrée, de manière qu'à la ſeule inſpection de ce tableau, ils pourront répondre ſur le champ ſi les Élèves demandés ſont abſens ou non.

XXI.

SERONT tenus tous les matins du lendemain des jours de congé, leſdits Suiſſes, d'apporter aux Directeurs la note des Élèves qui ſe ſeroient retirés après huit heures du ſoir.

XXII.

ILS ſeront exacts à fermer tous les ſoirs les portes des Hôtels à dix heures.

XXIII.

ILS recevront des Directeurs tous les ordres qu'ils jugeront à propos de leur donner ſelon les circonſtances, & les jours de concours & de diſtribution de Prix, tous ceux qui ſont néceſſaires en pareils cas.

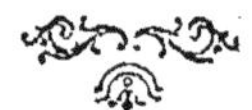

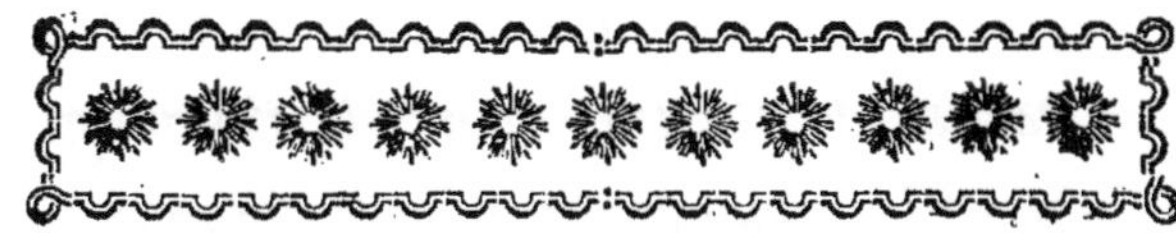

RÈGLEMENS POUR LES ÉCOLES ROYALES *VÉTÉRINAIRES* DE FRANCE.

SECONDE PARTIE, Concernant l'Enseignement en général & l'Enseignement en particulier.

I. *De l'Enseignement en général.* II. *Inspecteur général des Études.* III. *Zootomie* ou *Anatomie comparée.* IV. *Salle de dissection.* V. *Connoissance extérieure des animaux.* VI. *Salle d'étude.* VII. *Jardin de plantes, cours de Botanique.* VIII. *Matière médicale interne & externe.* IX. *Pharmacie.* X. *Police de la Pharmacie.* XI. *Maladies, Hôpitaux.* XII. *Police des Hôpitaux.* XIII. *Devoirs des Palefreniers.* XIV. *Bandages, opérations.* XV. *Forges, ferrure.* XVI. *Police des forges.* XVII. *Concours, distribution de Prix.* XVIII. *Élèves députés des Écoles dans la circonstance des Maladies épizootiques.* XIX. *Retour & Établissement des Élèves dans leurs Provinces.*

TITRE I.er

De l'Enseignement en général.

ARTICLE PREMIER.

LA rareté, la lenteur des progrès dans la carrière des Sciences, n'ont-elles pas leur source dans le vice de la marche adoptée &

consacrée par l'usage dans la plupart des Écoles, & ne seroit-ce point une erreur d'en accuser les difficultés inséparables des objets plus ou moins nombreux & plus ou moins compliqués qu'il s'agit d'envisager, ou le peu d'aptitude & de volonté des sujets que l'on se propose d'instruire!

II.

PLUS les Élèves qui se destinent à la profession d'Artistes vétérinaires paroissent éloignés, par leur éducation, des conditions qui les disposeroient à l'étude d'un Art qui, relativement à l'impossibilité dans laquelle des animaux muets sont de s'exprimer & d'indiquer le siége de leurs maux & des douleurs qu'ils éprouvent, devient une sorte de divination, plus il est important de chercher tous les moyens de simplifier & d'imprimer profondément en eux les principes vrais & solides qui doivent un jour les guider dans la pratique.

III.

CES moyens consistent à faire de l'Art une espèce de chaîne dont toutes les parties ſe tiennent, & à ranger ces mêmes parties dans un tel ordre qu'elles ſe ſuccèdent & découlent naturellement les unes des autres; car quelles que ſoient leur relation & leur liaiſon, ſi l'on ne ſuit pas exactement chaque chaînon, à commencer du premier, & ſi de celui-ci on paſſe tout d'un coup à d'autres qu'au ſecond, au troiſième, &c. on ſe perd dans un cahos énorme & monſtrueux d'idées & de choſes qu'un mélange bizarre & diſcordant rend le plus ſouvent vides de ſens & inſaiſiſſables à l'eſprit le mieux fait & le plus pénétrant.

I V.

LES Élèves conſtamment ſous les yeux des Maîtres, ayant l'avantage d'être toujours dirigés ainſi par eux, & ne jouiſſant pas, comme une infinité d'autres Étudians, de la liberté de voler à leur gré de la démonſtration d'une partie qu'ils entendent à peine, à la démonſtration d'une autre partie ſéparée de celle-ci par un intervalle que trois années d'application ne leur permettroient pas de franchir, parviendront infailliblement au but par cette voie méthodique, tandis que les autres n'auront acquis tout au plus que des notions infidèles & confuses auxquelles une ignorance profonde feroit préférable, parce que la confcience intime de notre infuffifance nous rend toujours timides, & que le demi-favoir, dans l'Art de guérir, eft communément accompagné d'une audace qui n'eft & ne peut être que meurtrière.

V.

ON n'admettra aux démonftrations que les Élèves qui auront préalablement étudié les parties qui en feront l'objet. Qu'apprendroit-on à des hommes à qui l'on parleroit une langue qui leur feroit étrangère ? Qu'ont appris ceux qui y ont affifté avant d'être préparés & initiés en quelque manière dans les fujets que l'on traite, & quelle eft l'impreffion qui leur eft reftée des vains fons qui ont frappé leurs oreilles ?

V I.

LES démonftrations ne confifteront point dans des difcours plus ou moins étudiés, tels que ceux qu'on travaille avec foin pour fa propre gloire plutôt que pour l'inſtruction des Étudians qui ſont à former. Elles contiendront clairement l'explication de la choſe, ſoit qu'on ait à parler aux yeux & à l'eſprit, ſoit qu'on ait à parler à l'eſprit ſeul, les Profeſſeurs ſe mettant, autant qu'il leur ſera poſſible, à la portée de tous les Élèves, & chaque Élève étant libre de les interroger ſur les points qui ſeroient au-deſſus de leur conception.

VII.

UN amour propre mal entendu pouvant en retenir quelques-uns & les porter à rougir de l'aveu de leur inintelligence, les Profeſſeurs ſeront attentifs à queſtionner ceux en qui ils en ſuppoſeront & en reconnoîtront le plus ; & même ils ſeront ſoigneux d'abréger les démonſtrations à l'effet de ſe ménager le temps de s'aſſurer, par les diverſes interrogations qu'ils feront, du degré de compréhenſion des uns & des autres.

VIII.

LA route qui conduit le plus certainement au vrai ſavoir, en gravant de la manière la plus ineffaçable dans l'esprit les principes dont il a été imbu, est celle de les communiquer aux autres. Dès que des Élèves seront fortifiés dans quelques parties, on les chargera d'abord d'en faire des répétitions comme Sous-chefs, ensuite des leçons en qualité de Chefs, & insensiblement ils deviendront capables de les professer toutes ; c'est ainsi que sans aucun secours étranger, les Écoles vétérinaires ont vu & verront former leurs Maîtres.

I X.

LES perceptions les plus rapides & les plus durables, sont celles qui naissent en nous de l'image & de la représentation des objets. Tout ce qui nous vient par les autres organes des sens ne laisse point des traces aussi profondes & aussi distinctes dans le cerveau, & fuit ou passe trop légèrement devant l'ame. On attaquera donc autant qu'il sera possible ce sens, puisque ses effets sur les sens internes sont infiniment plus vifs & plus constamment marqués.

X.

IL est nombre de vérités médicinales utiles

qui ſont de ſon reſſort. Nous n'avons garde de mettre au rang de ces vérités tout ce que l'eſprit humain a oſé & oſe encore enfanter dans ſes écarts. Nous n'admettons ici pour vrai que ce qui a été & ce qui ſera vu & obſervé fidèlement & maintes fois, & que ce qui en réſulte ſi clairement, qu'il eſt impoſſible que la juſteſſe du raiſonnement & des conſéquences ne ſoit pas de l'évidence la plus entière.

X I.

COMMENT l'Art de guérir parut-il & nous paroît-il encore aujourd'hui un Art divin dans les mains du père & du fondateur de la Médecine humaine ? comment cet homme immortel parvint-il à connoître la nature des maladies, leurs ſymptômes, leurs ſignes & à en déduire les cauſes ? comment enfin poſſéda-t-il, dans le degré le plus éminent, le talent d'en prédire ſûrement l'iſſue & les ſuites ; talent infiniment ſupérieur à celui qu'annoncent les plus grands ſuccès, car les guériſons opérées peuvent être le plus ſouvent attribuées à la Nature ou au haſard, ſi ce n'eſt par le fonds immenſe des obſervations qu'il fit lui même, & par l'enſemble de celles de ſes Diſciples & des autres !

X I I.

Ce que les parties extérieures & intérieures du corps des différens animaux préſentent, ne variera jamais & paroîtra toujours tel à des yeux attentifs, ſagement conduits & bien exercés. Leur ſtructure, leurs dimenſions proportionnelles, leur beauté, leurs défectuoſités, leur ſituation, leur forme, leur compoſition, tout ce qu'en un mot elles ont d'apercevable, ſera d'une vérité éternelle; mais quand on voudra pénétrer trop avant & au-delà de ce qu'il eſt permis & indiſpenſablement néceſſaire de ſavoir du myſtère de leur fabrication intime; quand on tentera témérairement de ſonder la profondeur des premières loix de leur mécaniſme & de leur action; quand l'expérience nous abandonnant, l'imagination prendra la place du raiſonnement & ſera le ſeul guide auquel on ſe livrera, on ſe perdra bientôt dans un abîme d'égaremens dont il ſera d'autant plus impoſſible de ſortir qu'il eſt bien rare qu'un eſprit échauffé revienne ſur ſes pas, & n'affecte même de ſe complaire dans ſes erreurs, lors même qu'elles lui ſont connues.

XIII.

TELLE eſt en effet la mauvaiſe foi de la plupart des créateurs de ſyſtèmes & d'hypothèſes, qu'ils rejettent preſque toujours la lumière qui les frappe, parce qu'en les éclairant elle offuſque leur amour propre, & qu'ils emploient orgueilleuſement toutes leurs facultés intellectuelles pour ſoutenir l'opinion qu'ils ont imaginée & publiquement embraſſée, quoique le plus ſouvent ils ne peuvent ſe déguiſer qu'elle eſt contredite par les faits & démentie par la Nature : or, rien de plus dangereux pour des eſprits foibles & qui ne ſont point encore formés, que l'illuſion qui naît de la lecture de ſemblables écrits ; elle ne devroit être permiſe qu'à des ſujets prémunis contre la ſéduction qui l'accompagne. On interdira donc aux Élèves tout Ouvrage ſyſtématique pour les renfermer dans les bornes des vérités phyſiques, & on leur marquera d'une manière préciſe les limites auxquelles on doit s'arrêter dans la confidération & l'étude de l'économie animale.

X I V.

LA même retenue doit leur être inspirée dans la recherche des causes morbifiques. Nulle action ne s'opère d'elle-même ; il n'en est aucune qui ne soit constamment le résultat d'une autre action qui la précède & qui la provoque. On nomme celle-ci la cause & l'action produite est l'effet. Tels sont aussi, depuis la cause universelle & première, c'est-à-dire depuis la cause des causes, l'ordre & la succession de toutes celles qui existent, que d'effets qu'elles sont & qu'elles ont été primordialement, elles deviennent à leur tour le principe d'autres effets ; voilà tout ce que notre foible capacité peut en général saisir de cette longue chaîne. Au-delà des choses évidentes & sensibles, le fil se rompt ou nous échappe , & toutes les subtiles distinctions employées par les Métaphisiciens , ainsi que les vaines dénominations adoptées dans les Écoles ne nous apprennent rien de plus.

X V.

A quoi pourroit conduire dans la ſaine pratique cette diviſion purement ſcolaſtique des cauſes en principales, en impulſives, en inſtrumentales, en objectives, en morales, en finales, en ſubjectives, &c. &c. que des hommes qui préférant à des voies ſimples & faciles les ſentiers obſcurs & ténébreux de la Métaphiſique, ont tenté d'introduire dans la Médecine humaine! de quelles vapeurs ne couvririons-nous pas l'Art par tous ces noms multipliés de cauſes continentes, prochaines, formelles, procatarctiques, occaſionnelles qui ne ſont applicables qu'à une même cauſe, & par ceux de cauſes éloignées, prédiſpoſantes, proégumènes, qui n'en indiquent pareillement qu'une autre; ſi l'on n'étoit pas attentif à rappeler l'eſprit des Élèves à leur véritable ſignification, ſi on ne les dirigeoit pas vers le vrai en leur apprenant que celles-ci qui ne ſont elles-mêmes que l'effet d'une autre cauſe encore plus éloignée, ne peuvent produire tels ou tels troubles, mais ſeulement y diſpoſer & y préparer les corps, que les premières unies à celles-ci, & qui ſont eſſentiellement

essentiellement la maladie même, sont celles à l'étude desquelles il leur importe le plus de s'attacher, qu'ils doivent rejeter tout ce qui est inintelligible & purement conjectural, & ne s'arrêter qu'à ce que les phénomènes offrent de manifeste; qu'enfin, où la raison & le jugement étonnés se perdent, une sage circonspection veut qu'en constatant les faits, on garde un humble silence sur ce qu'on ne sauroit concevoir & expliquer.

XVI.

Il est sans doute essentiel de donner à des Étudians des définitions claires & précises des termes & des choses, afin de prévenir la confusion qu'ils pourroient en faire, & de fixer leur idée sur ce que les uns expriment, & sur ce que les autres sont réellement. Il est cependant quelquefois dangereux de morceler, sous le prétexte d'une plus grande exactitude, les objets au point de surcharger la mémoire, de fatiguer l'attention, de rendre les rapports d'un accès difficile, & de tendre en quelque sorte soi-même le piége dont on invite ceux que l'on instruit à se défendre.

La génération de diverses maladies conséquemment à une seule & même cause, le grand nombre de celles qui peuvent attaquer un seul & même viscère, l'identité des indications dans une infinité d'affections différentes, l'union & la simpathie de la partie atteinte du mal; & des parties qui l'avoisinent & qui en souffrent nécessairement, le concours de celles qui sont l'instrument d'une même action, que d'obstacles à vaincre & à surmonter dans la pratique! Et comment garantir les Élèves du malheur trop fréquent de prendre les maladies pour les symptômes & les symptômes pour les maladies, si ce n'est en s'attachant principalement à leur désigner les effets qui étant une suite réelle & immédiate des mouvemens maladifs, sont les indices les plus assurés & les plus univoques des maux!

XVII.

Rien encore de tout ce qui peut, en tant que signe, conduire à la distinction de leur nature, de leur cause, de leur siége, comme à la juste idée de leur cours & de leur issue, ne doit être oublié. Ce qui se manifeste aux sens ne sauroit être une énigme: de-là la certitude de la Chirurgie humaine dans le traitement de presque toutes les maladies qui lui sont soumises, & les progrès toujours rapides de cette partie essentielle de la Médecine. En faisant une sage application de ses principes, on marche avec sécurité sur ses traces; mais lorsqu'au jour qui l'éclaire succède le voile plus ou moins épais de la nuit qui cache & dérobe les désordres intérieurs de la machine, le plus souvent l'évidence manque, & l'on se voit obligé d'y suppléer par des conjectures, ressource foible & trompeuse, sur-tout dans la Médecine vétérinaire où l'on est constamment privé de celles que le Médecin peut tirer des aveux faits par les malades. Quelque grand que soit pour lui cet avantage, il est néanmoins dans la station & dans la marche & les mouvemens des animaux, une quantité considérable de circonstances infiniment expressives pour qui sait les saisir, & c'est ce langage muet, & quelquefois plus significatif & moins sujet à induire en erreur que celui de la parole, qu'il est important de faire entendre aux Élèves. On y ajoutera le tableau fidèle de tout ce qui est à rechercher & à considérer dans les différentes espèces de brutes atteintes de quelques maux ; ce tableau renfermant le détail des combinaisons auxquelles la Nature elle-même invite dans les troubles divers & secrets qu'elle éprouve, les instruira de la présence de telle ou telle maladie, comme de ce qu'ils doivent en craindre ou en espérer.

XVIII.

CHAQUE Science & chaque Art ayant des expressions déterminées & qui leur sont propres, les hommes d'une même Nation peuvent facilement, d'après tels & tels mots convenus, attacher telle & telle idée à telle & telle chose ; mais ce siècle, tout éclairé qu'il est & qu'il croit être, est encore pour la Médecine vétérinaire un siècle de barbarie, où, faute d'une nomenclature exacte & de convention, à peine est-il possible de converser & de s'entendre. Comment démêler, par exemple, que les termes de *bouffade*, de *kercé*, de *lacas*, de *magagne*, de *verette*, &c. & ceux de *doges*, de *bruxols*, de *bourrelage*, *d'embéméadure*, de *primure*, de *gouloumon*, &c. désignent, les premiers, la petite vérole des moutons, appelée par quelques-uns *claveau;* & les seconds, la cachexie aqueuse, connue assez communément par d'autres sous le titre de *pourriture!* La diversité des noms donnés dans chaque Province, dans chaque Élection, &, pour ainsi dire, dans chaque Village, à une seule & même maladie, précipiteroit inévitablement les Élèves dans la confusion, & leur embarras seroit d'autant plus grand qu'ils ne doivent attendre de la part des gens grossiers qui pourront les consulter, ni le moindre ralliement d'idées, ni le plus léger détail des symptômes d'un mal présent; il sera donc d'une nécessité absolue de composer en quelque sorte une langue pour ce nouveau peuple. Les mots en seront, d'une part, en ce qui concerne les affections qui auront un rapport avec celles annexées à l'humanité, les mêmes que ceux que la Médecine des hommes adopte; & de l'autre, eu égard aux maux qui sont particuliers aux animaux, ils seront relatifs à leur génie & à leurs caractères distinctifs; & comme la proſcription entière du jargon ſauvage & inintelligible d'un lieu à un autre, auquel l'Art ſe trouve réduit, ſeroit d'une impoſſibilité totale, la dénomination ſcientifique de chaque maladie ſera accompagnée de celle que le vulgaire lui accorde dans les différentes portions de chaque Généralité.

XIX.

LES méthodes les plus ſimples ſeront toujours préférables à toutes les méthodes ſyſtématiques dans l'énumération, l'expoſition & l'explication de la différence des maux. L'œil ne ſe perd point dans une vue rapprochée, il diſtingue, il compare les objets, & les met dans l'ordre où il lui eſt le plus facile de les apprécier. Il eſt des maladies communes à tous les animaux, il en eſt de propres à chaque eſpèce diverſe. Les unes & les autres, externes ou internes, peuvent être également conſidérées comme générales & particulières. Sous le premier de ces titres, les externes comprendront les inflammations, les tumeurs, les plaies, les ulcères & les différentes affections des os ; & ſous le second, elles renfermeront les maladies des tégumens, des différentes portions de la tête, de l'encolure ou du cou; du thorax, du bas-ventre & des extrémités. À l'égard des maux internes, on se conformera au même ordre. On séparera d'abord ceux qui tiennent au système sanguin, de ceux qui tiennent au système lymphatique & au système nerveux; on les suivra ensuite dans les trois cavités, & l'on n'omettra point ceux qui peuvent se manifester dans la plénitude & la gestation des femelles, ainsi que dans l'enfance de leurs productions. Toutes ces divisions & subdivisions n'empêcheront point au surplus qu'on apprenne aux Élèves à discerner les maladies symptomatiques des idiopathiques, les aiguës des chroniques, les continues des intermittentes, les bénignes des malignes, les épizootiques des sporadiques, des contagieuses des non contagieuses, les déréglées de celles qui sont selon la Nature; elles ne sont que trop fréquentes dans les animaux par l'ignorance de ceux qui les traitent: celles qui sont sujettes à des retours de celles qui sont périodiques, les récentes des anciennes, les héréditaires des accidentelles, quoiqu'il ſoit aſſez difficile de remonter dans les brutes aux vices originaires : les ſalutaires des mortelles, les rétrogrades de celles qui n'ont point cette iſſue, les curables des incurables, &c. & c'eſt ainſi qu'en rejetant toute noſologie compliquée, on diſſipera l'obſcurité qui réſulte naturellement de la multiplicité des maux ſemblables & différens dont les divers individus de chaque eſpèce peuvent être la proie.

X X.

LES remèdes conſiſtent dans le régime & dans les différentes ſubſtances médicinales que fourniſſent les trois règnes. Souvent le premier de ces ſecours ſuffit à la Nature pour mettre fin au trouble qui l'agite, & jamais les médicamens ne peuvent avoir un pouvoir ſalutaire ſans lui. On ne ſauroit donc trop inſiſter ſur la néceſſité d'appliquer & de proportionner aux circonſtances maladives toutes les règles de conduite qui auront été tracées dans le Traité ſur la connoiſſance extérieure des animaux. Si les égaremens & la négligence en ce qui regarde la propreté

& la ſalubrité des lieux qu'ils habitent, le choix, la quantité & la qualité des alimens, le temps & la manière de les leur diſtribuer ou de les leur faire pâturer, le travail, le repos, &c. ſont la ſource fréquente des maux divers qui les aſſiégent ; ces mêmes erreurs, lorſque ces maux exiſtent, doivent inconteſtablement en accroître la violence & s'oppoſer à tous les efforts des Artiſtes. Quant aux ſubſtances qui peuvent les prévenir, obvier à leurs progrès & en opérer la guériſon, leur nombre prodigieux eſt peut-être un des plus grands obſtacles à la perfection d'une pratique efficace & raiſonnée. Il ne faut à la machine animale qu'une très-petite quantité de plantes nutritives pour la ſoutenir, il ne lui faut auſſi qu'une très-petite quantité de remèdes pour parer à ſes dérangemens. Cette vérité doit être profondément inculquée dans l'eſprit des Élèves. Le meilleur Praticien ſera toujours celui qui, capable de diſtinguer les opérations des médicamens de celles de la Nature & des maladies, s'attachera ſtrictement à ceux dont des expériences réitérées lui auront appris les propriétés & les vertus. Convaincu que les plus ſimples, maniés habilement, ont le plus ſouvent autant & plus d'énergie que les compoſitions les plus faſtueuſes, il ſe bornera, le plus qu'il lui ſera poſſible, à leur adminiſtration, & dès-lors on ne verra plus les Cultivateurs hors d'état de fournir des ſecours à leurs beſtiaux malades, & ruinés non-ſeulement par les pertes qu'ils éprouvent, mais par une foule de Charlatans avides &, pour ainſi dire, acharnés à ajouter encore à leur infortune & à leur misère.

XXI.

Des leçons ſur la matière médicale, reſtreintes à une Hiſtoire plus ou moins abrégée des drogues, à un Vocabulaire pharmaceutique & à des Formules magiſtrales & officinales, ſeroient d'une utilité bien moindre aux Élèves que ſi elles étoient précédées de préceptes ſur les indications, les contre-indications, les effets des remèdes, le temps & la manière d'en preſcrire l'uſage, &c. La perſuaſion trop générale dans laquelle on eſt qu'avec des recettes ſeules on peut hardiment tout tenter relativement aux maladies des animaux & à celles des hommes même, est le comble de l'absurdité la plus révoltante. La raison ne sauroit-elle exercer son empire que sur le plus petit nombre des esprits, & ne suffira-t-elle jamais pour démontrer que la confiance publique ne doit être accordée qu'à ceux qui, avant d'entreprendre des guérisons, se sont mis en état de juger des forces ou de la foiblesse de la Nature, de l'impuissance de ses efforts dans telle & telle circonstance, de leur succès dans telle & telle autre, du véritable moment où elle opère, de celui où l'on doit respecter son action, ou la modérer, ou lui prêter secours, de la nécessité des moyens de s'opposer de très-bonne heure aux progrès de certains maux, du danger des secousses violentes préférées à de douces sollicitations, de celui d'attaquer vivement des tempéramens foibles & foiblement des tempéramens forts, de l'instant favorable pour évacuer, de l'importance & des voies d'y préparer l'animal, du lieu par lequel il est le plus convenable de déterminer les excrétions, du péril de ne pas insister assez sur l'emploi de tels ou tels médicamens & de recourir impatiemment à d'autres, sous le prétexte que le changement qu'ils produisent n'est pas ou est à peine apparent, &c! Tels sont en partie les points qui constituent la véritable Science, tout le reste n'est qu'un empyrisme ridicule & presque toujours meurtrier ; & l'atteinte la plus cruelle que l'on puisse porter à l'Art, & en même temps à l'intérêt réel du Cultivateur, est de publier & de mettre dans des mains ignorantes des remèdes pour telles ou telles maladies auxquelles le plus souvent ils ne sauroient convenir ; comme si l'on pouvoit suppléer par des secours dont l'efficacité dépendra totalement du hasard aux lumières d'une Médecine établie sur les fondemens les plus solides.

XXII.

MAIS tous les maux ne cèdent pas également au pouvoir seul des médicamens, il en est qui exigent de plus un travail manuel de la part de l'Artiste, & c'est ce travail dans lequel il est encore essentiel d'instruire, de diriger & de fortifier les Élèves. Les ciconstances qui y déterminent sont infiniment multipliées, auſſi la Chirurgie vétérinaire eſt-elle une partie des plus conſidérables de l'Art ; l'aveu de tout ce qu'elle doit à la Chirurgie humaine, eſt un hommage juſte & légitime qu'elle s'empreſſera toujours de lui rendre, car lors même que les différences qui exiſtent dans l'homme & dans les animaux en établiſſent dans les moyens & dans les routes à ſuivre, ou obligent à des opérations particulières & qui lui ſont inconnues, nous ne procédons jamais que d'après ſes principes. Ce ſeroit s'en écarter que de ne pas conduire les Élèves par les chemins qu'elle nous trace. Les premières lumières dont on doit auſſi les éclairer, feront celles des préceptes généraux qui doivent leur être également préſens avant d'opérer, pendant qu'ils opèreront & après qu'ils auront pratiqué l'opération. Ces préceptes feront accompagnés d'une courte deſcription des divers inſtrumens à mettre en uſage ſelon les vues qu'on ſe propoſe. De-là on deſcendra dans le détail des diverſes actions manuelles en ſe conformant à l'ordre & à la diviſion preſcrites, article XIX du préſent Titre ; ainſi, on commencera par les opérations qui peuvent avoir lieu dans toute l'étendue & l'habitude de la machine, telles que l'ouverture des abſcès, l'extirpation des tumeurs, les ſutures, les ſetons, les orties, la cautériſation, l'extraction des corps étrangers : on paſſera enſuite à la démonſtration de celles qui ſont affectées, 1.° à la tête & à toutes les parties qui en dépendent ; 2.° à l'encolure ou au cou ; 3.° au corps, en y comprenant la poitrine, l'abdomen & la queue, & l'ouvrage ſera enfin terminé par celles qui intéreſſent les extrémités. Ces leçons données enſuite ſur les animaux vivans atteints des maladies qui exigeroient telle ou telle œuvre de la main, ſeroient ſans doute plus profitables aux Élèves ; mais il ne ſeroit pas poſſible de trouver & de raſſembler en même temps un nombre de brutes frappées chacune d'un mal différent & opérable, ainſi on ſe contentera d'en immoler une quantité ſuffiſante à leur inſtruction, en les prévenant avec ſoin des changemens que l'état naturel auroit à éprouver de la préſence de telle & telle affection, afin de ne pas les induire en erreur & de leur apprendre les égards que tout Opérateur doit toujours avoir à la différence de la dispoſition des parties. Quant aux opérations qu'on pourra leur permettre de répéter ſur des cadavres, on leur fera obſerver que les chairs de l'animal mort n'ont ni la fermeté ni l'élaſticité de celles de l'animal qui jouit de la vie, qu'il ſeroit dangereux de ſe faire une règle, eu égard à la force des inciſions à pratiquer, ſur les difficultés qu'ils trouveront à couper la peau & d'autres parties, qu'ils pourroient atteindre des vaiſſeaux ſans s'en apercevoir, vu l'impoſſibilité de l'hémorragie, tandis qu'ils doivent les éviter avec la plus grande attention dans la brute vivante, &c.

XXIII.

La doctrine des panſemens tient de ſi près à celle des opérations qu'on ne peut les ſéparer l'une de l'autre. Il ne ſuffit pas de réunir, de diviſer, d'extraire, d'amputer, il faut encore connoître non-ſeulement les différens moyens d'aſſujettir les animaux, principalement ceux qui, comme le bœuf & le cheval, ſont doués d'une force contre laquelle il eſt néceſſaire & prudent de ſe précautionner, mais les ſubſtances & les matières à préparer méthodiquement pour en former des appareils convenables, ainſi que toutes les règles qui doivent guider dans l'emploi qu'on en fait. On doit encore être en état de fixer d'une manière ſolide, ſoit à l'aide des bandages ſimples, ſoit à l'aide des bandages figuratifs ou compoſés, les topiques appliqués ſur les parties & les parties elles-mêmes. Des inſtructions ſur les uns & les autres de ces objets entre-mêlées des préceptes généraux auxquels tout Opérateur doit ſe conformer, mettront les Élèves à portée de ſatisfaire pleinement & avec ſuccès à toutes les conditions qui peuvent rendre chaque action manuelle ſalutaire.

XXIV.

Il n'en eſt peut-être aucune qui préſente autant de difficultés & de complications que celle qui, aux yeux du commun des hommes, ne ſemble conſiſter que dans la ſimple & groſſière application d'une bande de fer ſous le pied ; la ferrure exige la plus grande & la plus longue habitude dans le maniement du du fer : l'action de forger & de ferrer a ses règles ; la forme des fers varie à l'infini ; chacun d'eux a des proportions qui doivent être relatives à chacune de ces parties ; sans des lumières profondes sur les beautés, les difformités, le mécanisme & les loix de la nutrition, de l'accroissement & de la reproduction de l'ongle, on ne peut agir qu'au hasard & non conséquemment aux divers états des pieds, à tels ou tels mouvemens des membres, & à la justesse ou à la fausseté de leur à-plomb ; une routine toujours uniforme tient lieu de méthode, nulles vues conformes aux indications, & c'est ainsi qu'une multitude de chevaux périt dans les mains du Praticien ignorant, tandis que celui qui, capable d'allier aux ressources d'une théorie féconde celles d'une pratique qu'elle doit toujours éclairer, ajoutant encore aux principes reçus tout ce que peuvent lui suggérer l'occasion & son génie, conserve aisément ce qui est bien, répare de même ce qui est mal, remédie aux suites inévitables des disproportions du corps ou en modifie les effets, obvie à ceux qui résultent du vice des directions des extrémités, prévient de fausses positions auxquelles certaines habitudes & quelquefois même la Nature semblent inviter l'animal, &c.

XXV.

Le complément de l'Art est la réduction en actes de tous les principes nécessaires à la fin qu'il se propose. La méditation, la réflexion, le raisonnement même le plus sévère ne feront qu'un amusement de l'esprit, lorsqu'on se renfermera dans les bornes étroites de la simple spéculation ; c'est par l'usage & l'application que feront les Artistes de leurs connoissances, dans les circonstances maladives des animaux, qu'ils feront d'une utilité réelle & absolue, & qu'ils pourront d'ailleurs s'assurer de la vérité des préceptes. Les occasions en feront fréquentes dans chaque École par l'établissement qui sera fait d'un Hôpital, d'une ou de plusieurs Forges, d'une Pharmacie plus ou moins étendue selon le besoin, d'un Jardin de plantes, & de tout ce qui doit concourir à leur instruction, & en même temps à l'exercice de la profession qu'ils embrassent. D'une part, leurs progrès en ſeront plus certains & plus prompts ; & de l'autre, leur confiance ne pourra qu'accroître par les ſuccès des tentatives auxquelles ils participeront ſous les yeux de leurs Maîtres & de leurs Guides.

XXVI.

SANS l'impulſion d'un amour-propre, aſſez rare dans des hommes qui n'ont été mus ni par l'éducation ni par les exemples, l'ame demeure dans une ſorte d'engourdiſſement & de langueur. Des Prix décernés à la ſuite des différens concours, qui auront pour objet chaque partie de l'Art, ébranleront infailliblement celle des Élèves, & lui donneront du reſſort ; les éloges qu'ils obtiendront leur en feront deſirer de nouveaux, & l'ambition de l'eſtime publique ſera l'aiguillon qui les portera inſenſiblement à s'élever au-deſſus d'eux-mêmes.

TITRE II.

Inſpecteur général des Études.

ARTICLE PREMIER.

LE ſoin de l'exécution du plan général que l'on vient de développer, & des projets particuliers d'inſtructions que l'on développera dans la ſuite, ſera principalement confié à l'Inſpecteur général des Études, bréveté par Sa Majeſté en cette qualité, & choiſi conformément à la diſpoſition de l'article VII, Titre VI, première partie, parmi les Directeurs des Écoles.

II.

CET Officier ne ſauroit repouſſer toutes les atteintes auxquelles l'Art ſera expoſé, mais il s'attachera à le maintenir dans toute ſa pureté aux yeux des Élèves qui, lorſqu'ils ſeront éclairés comme ils doivent l'être, ſeront en état de ſe préſerver eux-mêmes du poiſon des hypothèſes & du menſonge. Que de fictions qui ne tendent qu'à obſcurcir la vérité ! que de principes hasardés au milieu de quelques principes vrais que l'on s'approprie & dont on s'efforce de voiler le larcin ! que d'observations, que de guérisons supposées & publiées avec une audace qui en impose au plus grand nombre ! que ne sont pas enfin capables d'entreprendre, au préjudice du bien général, les passions humaines, la jalousie, & un bas intérêt mêlé quelquefois du desir & de l'espoir de se faire un nom dont on n'est véritablement digne qu'au moment où l'on en connoît le néant & la chimère !

III.

SERONT tenus les Directeurs de chaque École, de lui adresser, tous les trois mois, un état ou cahier contenant les progrès des Élèves, & au Directeur général un même contrôle de leur avancement, de leur conduite & de leurs mœurs.

IV.

CET état sera composé de douze colonnes.

La première contiendra le nom, le pays & l'âge des Élèves.

La seconde, le jour de leur entrée & le nom des personnes qui les entretiennent.

La troisième, le nom de leur Province, sauf à faire la distinction des Élèves militaires casernés à l'École vétérinaire de Paris.

La quatrième, concernant la Zootomie, contiendra cinq lignes dans chaque case répondant au nom de chaque Élève, dans lesquelles seront écrits ces mots : *Ostéologie, Miologie, Splanchnologie, Anatomie comparée, Préparations anatomiques.* À mesure que les Élèves seront occupés des uns & des autres de ces objets, qu'ils en auront fini l'étude & qu'ils auront concouru ou remporté des Prix ; on en fera note à chacun de ces cinq articles.

Il en sera de même dans les colonnes suivantes.

La cinquième sera intitulée : *Extérieur & Choix des animaux.*

La sixième, *Matière médicale, interne & externe.*

La septième, *Botanique & Pharmacie.*

La huitième, *Forge d'étude, Forge de pratique, Ferrure.*

La neuvième, *Maladies internes, Maladies épizootiques, Maladies externes.*

La dixième, *Bandages & Opérations.*

La onzième marquera le jour auquel les Élèves formés ſortiront des Écoles.

La douzième enfin, ſera la colonne des obſervations ſur leurs mœurs, ſur leur conduite & ſur leurs talens.

V.

C'EST auſſi, d'après ce modèle, que ſeront rédigés les regiſtres que le Directeur général & les Directeurs particuliers de chaque École, tiendront des Élèves qui y auront été inſtruits; regiſtres qui reſteront à jamais dans les Archives, en ſorte que dans tous les temps on pourra y lire les noms des ſujets qui y auront puiſé des connoiſſances, être aſſuré de leur capacité & diſcerner ceux que Sa Majeſté aura honorés d'un brevet, d'une chaîne, d'une médaille, &c.

VI.

CE même contrôle ſera envoyé tous les

trois mois par le Directeur général, en ce qui regarde les Élèves militaires, au Secrétaire d'État de la guerre ; & eu égard aux Élèves provinciaux, il en sera fait un extrait qui sera pareillement adressé à M.rs les Commissaires départis dans les Provinces, ou autres Protecteurs, relativement aux sujets qu'ils entretiendront, afin de les tenir toujours exactement informés de leur avancement & du degré d'intelligence, de sagesse & de zèle qu'ils témoigneront.

VII.

C'EST encore sur ce même état que l'Inspecteur général des Études se règlera pour la répartition qu'il doit faire tous les quartiers dans chaque École, des parties dont les Élèves s'occuperont. Il fera un ou plusieurs tableaux séparés où le nom des Élèves sera écrit au-dessous de chacun des points qui feront pour eux, les trois mois suivans, la matière de leur étude & de leur travail.

VIII.

SE conformera pareillement, ledit Inspecteur général, aux vues écrites dans les articles III, IV & V du Titre précédent. Il n'autorisera aucun Élève à s'en écarter & à quitter le fil à la faveur duquel ils parcourront successivement les échelons qui les mèneront au faîte de l'Art ; il pourra seulement, eu égard à la Forge d'étude, permettre que des Élèves s'y adonnent, sans néanmoins perdre de vue les parties auxquelles il les aura attachés, les succès dans celle-ci dépendant autant du temps que de l'application, & même il y fixera forcément ceux qui, à leur arrivée dans les Écoles ou pendant le séjour qu'ils y feront, marqueront du dédain pour un objet aussi essentiel.

IX.

RIEN n'étant plus capable de dégoûter & de décourager des sujets vifs & avides de s'instruire que les délais, sous le prétexte de la nécessité d'attendre quelques-uns de ceux qui courent la même carrière, s'il en est qui, par leur intelligence & leur zèle, laissent en arrière & loin d'eux les autres, il ne les arrêtera point dans leur marche, il excitera au contraire & récompensera leur émulation en les faiſant paſſer, toujours ſelon l'ordre à ſuivre, à des connoiſſances nouvelles.

TITRE III.

Zootomie ou *Anatomie comparée.*

ARTICLE PREMIER.

LA Zootomie ſera l'objet de quatre cours.

Les Élèves qui arriveront dans les Écoles aux mois de Septembre, Octobre, Novembre & Décembre, commenceront leurs études par le premier qui comprendra :

1.° La définition & l'explication générale des parties qui concourent à la formation de celles que contient l'intérieur des animaux, ce préliminaire étant indiſpenſable pour leur donner au moins l'idée de la ſignification des termes dont on ſera forcé de faire uſage dans la ſuite.

2.° L'examen général de la charpente des corps conſidérée intérieurement dans ce que ſont les os dès leur origine, dans les moyens par leſquels ils acquièrent peu-à-peu la ſolidité dont ils ſont doués, dans leur ſubſtance, dans leurs différentes qualités, dans ce qu'ils renferment, & extérieurement dans leur volume, leur figure, leurs parties, leurs éminences, leurs cavités, leurs inégalités, leur aſſemblage, &c.

3.° L'examen de chacune des pièces oſſeuſes, en particulier qui compoſent les divers ſquelettes & les obſervations à faire ſur leur poſition, leur forme, leur étendue, leur groſſeur, leur compoſition, leurs faces, leurs têtes, leur corps, leurs extrémités, leurs bords, leurs angles, leurs condyles, leurs apophyſes, leurs trous, leurs échancrures, leurs anfractuoſités, leurs ſinuoſités, leurs cavités, leurs gouttières, leurs foſſes, leurs ſinus, leurs ſiſſures, leurs fentes, leurs rainures, leurs tubéroſités, leurs crêtes, leurs épines, leurs articulations, &c.

I I.

ON ne ſauroit captiver plus ſûrement l'attention des Élèves ſur les unes & les autres de ces circonſtances, qu'en les obligeant au nettoiement de chaque os.

Il n'eſt pas poſſible en effet qu'ils n'aperçoivent pas alors les particularités qui leur ſont propres, ſur-tout étant aidés du ſecours des cahiers qu'ils auront dans les mains.

I I I.

POUR leur faciliter à tous l'accès de cette partie, & prévenir les difficultés que pourroient éprouver des ſujets d'une conception difficile, & que d'ailleurs la nouveauté des termes ſeroit ſeule capable d'étonner, il ſera bon de les tenir d'abord ſimplement à l'étude de l'Hypoſtéologie, & comme on a eu la précaution, dans les écrits qu'on doit leur donner, de placer des chiffres de renvoi à meſure qu'en parlant de chaque os on y obſerve telle ou telle choſe, on mettra le même chiffre ſur les pièces oſſeuſes dans l'endroit précis des choſes à remarquer, & dès-lors la plus légère application de leur part ſuffira pour connoître bientôt tout ce qu'ils ont à apprendre dans ce cours. Inſtruits une fois de l'Hypoſtéologie, ils ſeront en état de paſſer rapidement à l'Oiſtéologie, à la Boſtéologie, &c. puiſqu'ils n'auront plus qu'à comparer & à s'aſſurer des différences qui exiſtent dans la charpente du cheval, & dans celles des moutons, des bœufs, &c.

I V.

LA ſimplicité de cette méthode ſembleroit diſpenſer de toute démonſtration, on n'en privera pas néanmoins les Élèves. Chaque hiver & dans chaque École un des Chefs ſera prépoſé à cet effet, & ſecouru d'un Sous-chef pour les répétitions. On attendra toujours que ces Élèves aient travaillé par eux-mêmes, parce que le moyen le plus certain de s'inſtruire n'eſt pas d'écouter des hommes qui parlent, quelques ſoins qu'ils aient de fixer les yeux des Étudians ſur les objets, mais de ſe livrer tout entier à des recherches ſur ce que l'on veut ſavoir. Ils les interrogeront en s'arrêtant au point où ils en ſeront reſtés, en les rectifiant dans les points où ils ſe ſeroient égarés. À l'égard des Sous-chefs, ils ſeront les échos des Chefs ou Démonſtrateurs, & ſe conduiront de même.

V.

SI quelques-uns des Élèves marchent

avec trop de nonchalance & de lenteur, les Chefs en informeront les Profeſſeurs d'Anatomie, & ceux-ci les Directeurs; les Élèves trop tardifs devant être condamnés à mettre à profit les jours de congé pour atteindre les autres.

V I.

On enviſagera dans le ſecond cours, 1.° les tégumens univerſels & communs, tels que le cuir ou le derme, l'épiderme, les poils, la laine, les ſoies, la graiſſe, l'expanſion charnue qu'on nomme *pannicule*, &c. Il faut, avant d'entreprendre de porter ſes regards ſur les parties contenues, avoir des notions ſur les parties contenantes, & s'être mis à portée de juger de leur compoſition & de leurs véritables uſages.

2.° Les généralités qui doivent précéder la Myotomie, telles que les raiſons des diviſions & des dénominations des muſcles; les différens moyens par leſquels leur pouvoir eſt opéré; les diverſes eſpèces de mouvemens dont les animaux ſont doués & dont leurs membres ſont capables, ſoit qu'ils dépendent ou ne dépendent pas de leur volonté ou de leur inſtinct, ſoit qu'ils ſoient en partie volontaires & involontaires ; la compoſition intime de ces inſtrumens moteurs, les diſſemblances qu'on obſerve à l'égard du trajet & de la direction des fibres qui entrent dans la ſubſtance des uns & des autres ; l'enveloppe qui eſt propre & particulière à chacun d'eux ; la force dont ils ſont ſuſceptibles & les conditions de cette force ; le point auquel on doit s'arrêter dans la recherche du principe certain de leur contraction, de l'équilibre ou du défaut d'équilibre de leur puiſſance, &c.

3.° Tous les muſcles ſéparément & en particulier.

VII.

LA première & la ſeconde partie de ce cours, feront le ſujet de pluſieurs démonſtrations : elles ne feront faites qu'aux Élèves qui s'y feront préparés par l'étude de leurs cahiers. Plus les objets paroîtront difficiles à ſaiſir, plus les Démonſtrateurs & les Répétiteurs s'efforceront de les rendre ſenſibles, d'une part, aux yeux par toutes les indications possibles ; & de l'autre, à l'esprit par la clarté & la netteté de la discussion.

VIII.

Eu égard à la troisième, les discours ne conduiroient à rien. Il s'agira de mettre le scapel à la main des Élèves, & de les bien diriger dans l'emploi qu'ils auront à en faire d'après la description écrite qui leur en aura été donnée. Des exemples réitérés de la manière de découvrir les intersections de ces parties & de les séparer, ainsi que des leçons sur les moyens de juger sainement de leur position, de leurs attaches, de leur trajet, de leur terminaison, de leurs fonctions, &c. malgré l'extrême difficulté qui naît dans le cheval de la communication souvent intime de ces agens, & dans le cou du bœuf, de leur multiplicité & de leurs entrelassemens, hâteront leurs progrès pourvu qu'on ne les perde pas trop tôt de vue.

IX.

Ces progrès seront encore assurés par les démonstrations que feront les Chefs, & par les

les répétitions des Sous-chefs. On aura de plus, dans chaque École, une Miologie entière, & nombre de pièces séparées, le tout étiqueté d'après les chiffres de renvoi écrits dans les cahiers, afin de fournir des points de réminiscence aux Élèves dont la mémoire seroit difficile ou infidèle.

X.

LES viscères de l'abdomen, divisés selon leurs usages généraux, en viscères chilopoiétiques, uropoiétiques & spermatopoiétiques, feront la matière du troisième cours. Les Professeurs d'Anatomie en seront principalement & spécialement chargés. Il sera d'autant plus important qu'ils indiquent d'avance les parties qui feront l'objet de chaque leçon, & qu'ils suivent l'ordre des cahiers, que les Élèves pourront s'y préparer par l'étude. Ces parties seront ensuite celles que chacun d'eux disséquera plusieurs fois sous leurs yeux d'après ce qu'ils auront vu, lû & entendu.

X I.

ON leur fera observer avec soin dans

toutes les démonſtrations, & lors même qu'ils ſeront armés du ſcalpel, les différences eſſentielles qui exiſtent entre les viſcères de l'animal qu'ils enviſageront & les viſcères de l'homme & des autres animaux, différences qui en établiſſent preſque toujours quelques-unes dans le mode de leurs uſages. L'explication que les Profeſſeurs donneront de ceux-ci, ſera au ſurplus toujours ſimple & bornée à ce qu'ils auront appris eux-mêmes de tous ces inſtrumens divers qui forment la machine animale ; inſtrumens dont l'action générale & particulière eſt ſoumiſe aux loix ſuprêmes & univerſelles qui régiſſent tous les corps, & dont les mouvemens réglés conſtituent la ſanté, les mouvemens déſordonnés les maladies, leur ceſſation entière opérant à jamais l'anéantiſſement ou la mort.

XII.

LES organes renfermés dans la poitrine & ceux que contient la cavité du crâne, ſeront, ainſi que les dépendances des uns & des autres, conſacrés à un quatrième cours. Il aura lieu dans l'ordre du précédent : il ſera terminé par des démonſtrations particulières ſur l'Angéiologie, la Névrologie & l'Adénologie, précédées de ce que l'on ſait & de ce que l'on peut ſavoir en général, 1.° de la forme des artères & des veines, de leur ſubſtance, du principe de leurs diviſions, de leurs inflexions, de leurs anaſtomoſes, de leurs terminaiſons, des valvules veineuſes, &c. 2.° de l'origine des nerfs, de leur ſortie de la boîte oſſeuſe, de leurs enveloppes, de leur fabrication intérieure, de leur trajet, de leurs attaches, de leurs plexus, de leurs ganglions, &c. 3.° des glandes & de leurs différentes claſſes, des uſages propres à chacune d'elles, des vaiſſeaux lymphatiques, de leurs principes, de leurs communications, de leur marche, des lieux où ils ſe rendent, de leurs valvules, &c. Plus quelques-uns de ces objets ont élevé de conteſtations parmi les Phyſiologues, plus il ſera de la prudence d'uſer ici d'une grande réſerve & de la plus ſage retenue dans la crainte d'écarter & de détourner les Élèves du chemin de la vérité.

XIII.

CEUX qui témoigneront de la diſpoſition

& du goût pour les préparations anatomiques, feront inftruits dans l'Art des unes & des autres, & il fera même très-à-propos que les Profeffeurs deftinent & rendent quelques fujets en état de les fuppléer & de leur fuccéder dans la place qu'ils occuperont.

XIV.

LES préparations qui feront faites dans les Écoles, feront dépofées dans un Cabinet confacré à la gloire de Sa Majefté, & à perpétuer les preuves de la reconnoiffance des Écoles & des Agriculteurs envers Elle. Ce Cabinet fera nommé, dans chacune d'elle, le *Cabinet du Roi;* l'infpection en fera particulièrement confiée aux Profeffeurs d'Anatomie.

XV.

CES mêmes Profeffeurs tiendront un regiftre exact de toutes les particularités qu'ils pourront rencontrer chaque hiver dans les cadavres des différens animaux, foit que ces particularités puiffent être regardées comme des jeux de la Nature, foit qu'on doive les attribuer à quelques maladies dont elles auront pû être l'effet. Il en ſera remis une copie au Directeur général des Écoles & à l'Inſpecteur général des Études, & chaque registre rempli demeurera en dépôt dans les Archives.

TITRE IV.

Salle de Diſſection.

ARTICLE PREMIER.

LA police de cette ſalle appartiendra particulièrement, mais toujours ſous les ordres des Directeurs, aux Profeſſeurs d'Anatomie.

II.

ILS nommeront toutes les ſemaines un nombre ſuffiſant d'Élèves, choiſis parmi ceux qui ſuivront les cours de Zootomie, pour deſſervir la ſalle, la tenir chaque jour de la plus grande propreté, n'y laiſſer ni traces de ſang ni débris des diſſections, la laver, ainſi que les tables, les bancs, &c.

III.

POURRONT les Élèves chargés de cette

corvée, s'en acquitter, s'ils le jugent à propos, par une perſonne quelconque, moyennant une rétribution, mais ils demeureront toujours reſponſables de cet ouvrage. Lorſque les Profeſſeurs verront qu'ils n'y ont ſatiſfait ni par autrui ni par eux-mêmes, ce devoir ſera rempli à leurs frais par des étrangers, & ils ſeront condamnés encore, en cas de récidive, à une amende qui ſera adjugée, comme toutes celles qui ſeront prononcées, au profit de la cuiſine des Élèves.

IV.

TOUTES les ordures de la ſalle ſeront miſes tous les ſoirs dans un tombereau. On ne les laiſſera jamais éparſes dans les cours: elles ſeront conduites par un Charretier ou par un Palefrenier, s'il n'y a point de Charretier, dans le lieu où eſt la voyerie deſtinée à cet effet, les Profeſſeurs devant prendre toutes les précautions convenables pour qu'elles y parviennent, & qu'on n'en empoiſonne pas les demeures ou habitations voiſines.

V.

SERONT tenus les Élèves de ſervice,

d'allumer les poëles & d'en entretenir le feu : l'heure, ainsi que les jours auxquels ils seront allumés, seront fixés par les Professeurs, qui auront attention à ceux où une chaleur artificielle pourroit être préjudiciable aux dissections & à ceux qui s'en occupent.

VI.

LES poëles ne seront jamais chauffés au point de rougir, & ce, sous peine d'une punition pécuniaire qui sera prononcée contre tous les Élèves de service également.

VII.

DÉFENSES sont faites à tous Élèves, de salir les murs de la salle en s'essuyant les doigts contre lesdits murs ou autrement, à peine d'une amende à laquelle seront condamnés les Élèves de service eux-mêmes, faute par eux d'indiquer aux Professeurs ceux qui seront coupables de cette faute.

VIII.

PAREILLES défenses leur sont faites, de s'attrouper aux environs des poëles pendant les heures de travail, & de quitter les tables auxquelles on les aura placés ; comme aussi de ſe comporter de manière à interrompre & à détourner ceux qui donnent toute leur application à l'étude.

I X.

Ne pourront s'abſenter leſdits Élèves, de la ſalle, ſans la permiſſion expreſſe des Profeſſeurs, à peine d'être ſévèrement punis.

X.

Les Profeſſeurs feront la répartition de tous les animaux immolés à l'inſtruction des Élèves. Aucun d'eux n'entamera de diſſection ſans leur agrément; tous ſeront tenus de ſoumettre à leur jugement & à leur critique la partie qu'ils auront entrepriſe & travaillée. Défenſes à eux de l'abandonner & de la jeter avant d'en avoir obtenu la permiſſion.

X I.

Aucun Élève ne touchera les ſcalpels & inſtrumens de diſſection, autres que les ſiens.

X I I.

Il leur ſera accordé, ſoir & matin, un

quart d'heure avant la ſortie de la ſalle pour laver leurs inſtrumens, leurs mains, quitter leurs tabliers & leurs manches, & ranger le tout proprement.

TITRE V.

Connoiſſance extérieure des Animaux.

ARTICLE PREMIER.

CHAQUE eſpèce d'animal paroît avoir été diſtinguée, non-ſeulement par ſa forme, mais par un caractère, des inclinations & des mœurs qui lui ſont propres ; d'une autre part, chaque individu a été doué d'un tempérament particulier ; des nuances plus ou moins marquées le rendent diſſemblable à tous les autres. Ces différences tenant eſſentiellement à l'enſemble, à la température & à la diſpoſition des parties intérieures, il n'eſt pas poſſible de partir de la ſeule conſidération du dehors pour décider de la vigueur ou de la foibleſſe des animaux, du courage de celui-ci, de la timidité de celui-là, de leur activité, de leur tiédeur, & de toutes les qualités bonnes ou mauvaises qui ne sont que la suite de certaines influences dont la Nature s'est réservé en quelque façon le secret. Il est cependant dans les parties extérieures des beautés qui peuvent ajouter à ce qu'une constitution saine doit produire, comme des difformités capables d'en altérer les effets: de-là la nécessité d'apprendre à connoître & à discuter les unes & les autres; nécessité qui devient encore plus indispensable par la mauvaise foi qui s'est introduite dans un commerce où la balance n'est jamais égale, où l'acheteur n'a pour lui que le moment rapide d'un examen superficiel, & où le vendeur a tout l'avantage que doivent donner la longueur de l'habitude, de l'usage, des soins, des épreuves, &c.

II.

Il est rare que l'homme se détermine absolument par l'utilité des choses. Il arrive fréquemment au contraire que celles qui ne sont que de pur amusement l'emportent sur les premières. Le bœuf lui a paru moins digne de ses réflexions & de ses recherches que le cheval ; ſans doute parce que celui-ci unit tout ce qui peut flatter aux travaux dont il eſt ſuſceptible. Rien d'exactement approfondi en ce qui concerne le mulet, l'âne, les bêtes à cornes, les bêtes à laine, les porcs, les chiens, les pigeons, les poules & les autres volatiles qu'on tient dans les baſſes-cours ; tout ce que l'on en ſait ſe réduit preſque à rien en comparaiſon des progrès qu'on a faits dans la ſcience de l'animal qu'on a regardé comme le plus agréable.

I I I.

Ce ſeroit, eu égard aux autres, une véritable témérité que de prétendre au pouvoir d'en donner aux Élèves une connoiſſance auſſi parfaite. La vie qui auroit le plus de durée, jointe à l'aſſiduité la plus conſtante, au jugement le plus facile & le plus étendu, & à la ſagacité la plus étrange, ſuffiroit à peine pour ſe procurer les plus importantes notions d'une ſeule de ces eſpèces, en fit-on ſon unique étude : on ſe bornera donc à cet égard à la ſimple communication de ce qu'on a écrit & penſé de celles-ci en uſant de toute la circonſpection que preſcrit l'inſtruction d'une jeuneſſe confiante & crédule. Ce n'eſt point une compilation de faits offerts comme certains qui lui convient ; on ne doit admettre ici que des vérités & non des fictions, & pour mettre les Élèves en état de diſcerner par eux-mêmes ce qui eſt réellement vrai de ce qui n'en a que l'apparence, loin de rien affirmer ſur la foi d'autrui, on ne leur préſentera les aſſertions recueillies que ſous la forme du doute.

I V.

POUR cet effet on mettra abſolument en queſtion tout ce que les Anciens ont dit & tout ce que les Modernes ont répété.

1.° Sur le mulet, ſur ſon infécondité prétendue par les uns & niée par les autres, ſur celui qui naît de l'union de l'âne avec la jument, ſur celui que l'on appelle *Bardeau*, & qui provient de celle du cheval & de l'âneſſe, ſur le braiment du premier, ſur le henniſſement du ſecond, ſur la durée la plus ordinaire de la vie de l'un & de l'autre, ſur leur peu de délicateſſe & ſur leur force, ſur les obſervations qui doivent précéder l'acquiſition qu'on en fait, ſur la connoiſſance de leur âge, ſur celui auquel ils doivent être parvenus pour ſuffire au travail, ſur la ſupériorité de la vigueur & de la réſiſtance du mâle à cet effet, ſur celles des Provinces du royaume dans leſquelles de ſemblables productions ont le plus de ſuccès, ſur les qualités à rechercher dans l'âne dont on ſe propoſe de les tirer, ſur le temps de la portée de la jument couverte par un étalon de cette eſpèce, ſur celui où les muletons peuvent & doivent être ſevrés, &c.

2.° Sur l'âne, ſur ſon tempérament, ſur ſon indifférence & ſon peu de délicateſſe dans les ſoins qu'on lui refuſe & dans le choix de ſa nourriture, ſur la longueur de ſon exiſtence & de ſon ſervice; ſur l'âneſſe, ſur le temps de ſa chaleur, ſur la durée de ſa plénitude, ſur la geſtation, ſur l'ânon, ſur la longueur de ſon allaitement, ſur les qualités que doit avoir le lait de la mère pour être ſalutaire à l'homme, ſur les alimens à lui donner alors, ſur l'excellence du fumier de ces animaux pour l'engrais des terres fortes & humides, &c.

3.° Sur les bœufs, sur ce qui en constitue la beauté, sur les moyens d'en connoître l'âge, sur la différence de leur poil, sur les soins qu'on doit leur donner, sur les alimens qui leur conviennent, sur le temps de les conduire à la pâture, sur les qualités qu'ils reçoivent du genre de nourriture, comme du pays & du climat dans lequel ils naissent & sont élevés, sur la manière de les familiariser, de les accoutumer à l'homme, de les soumettre au joug & à la charrue, de les pousser à l'engrais, &c.

Sur le caractère naturel du taureau, sur la perfection de ses formes, sur les végétaux dont on doit l'alimenter quand il sert les femelles, sur l'âge auquel on peut l'employer à ce service, sur celui auquel il doit être réduit à l'état de bœuf, &c.

Sur les beautés qu'on doit exiger dans la vache, sur l'âge auquel elle peut être conduite au taureau, sur la saison où elle est le plus communément en chaleur, sur les signes du desir qu'elle a de la copulation, sur les indices de sa conception, sur la durée de sa portée, sur les précautions à prendre quand elle eſt pleine & prête à mettre bas, ſur le moment où il importe de ceſſer de la traire, ſur les moyens de diſtinguer le bon lait du mauvais, &c.

Sur les veaux, ſur les ſoins qu'ils demandent au moment de leur naiſſance, ſur ceux de ces animaux qu'on doit préférablement élever, ſur le temps de les ſevrer, ſur la première nourriture qu'on leur doit, ſur la manière & la néceſſité de les y'accoutumer, ſur le temps où il eſt convenable de les ſéparer de leur mère, ſur leur nourriture de l'hiver, ſur les étables, &c.

4.° Sur les bêtes à laine, ſur les marques diſtinctives de leur âge, ſur les qualités du bélier & de la brebis, ſur leur accouplement, ſur leurs productions en général, ſur l'influence des pères ou des mères à leur égard, ſur leurs races en particulier, ſur leurs diverſes alliances, ſur leurs dégénérations, ſur les attentions qu'exigent les brebis pleines, ſur leur part, ſur les agneaux, ſur les brebis nourrices, ſur la ſaiſon & le temps de leur mue, ſur leur nourriture dans les champs & dans les pâturages, ſur leur nourriture d'hiver, ſur les grains qui en accélèrent l'engrais, ſur leur boiſſon, ſur les effets du ſel à leur égard, ſur leur laine, ſur les ſoins préliminaires que demande la récolte de leur toiſon, ſur le lavage, ſur la tonte, ſur le déchet des laines au lavage, ſur le produit net d'un troupeau, ſur les parquets, ſur les bergeries, &c.

5.° Sur les chèvres, ſur leur naturel, ſur les qualités extérieures à rechercher en elles & dans le bouc, ſur les indices que l'on tire de leur poil & de l'abſence des cornes dans quelques-uns, ſur ceux auxquels on peut en reconnoître l'âge, ſur la durée de leur vie, ſur la manière de les gouverner pendant l'hiver & pendant l'été, ſur la différence des effets qu'elles éprouvent de la roſée, comparés à ceux qu'elle produit dans la brebis, ſur la facilité de les nourrir, ſur leur boiſſon, ſur l'âge auquel on peut les faire porter, & ſur celui auquel le bouc eſt en état de produire, ſur la qualité & la quantité des alimens à donner au bouc dans le moment & avant le moment de ſon ſervice, ſur la ſaiſon où les femelles retiennent avec le plus de facilité,

ſur

ſur la néceſſité de veiller ſur elles quand elles chevrottent, ſur la quantité de chevreaux qu'elles peuvent donner, ſur le nombre qu'on doit leur permettre d'allaiter, ſur les moyens de leur procurer un lait abondant, ſur la quantité qu'elles en donnent en comparaiſon de la brebis, ſur les raiſons qui peuvent porter à engraiſſer cette eſpèce, ſur les bézoards qu'elle fournit, &c.

6.° Sur les porcs, ſur leur voracité, ſur les conſidérations à faire dans le choix de la truie & du verrat, ſur les qualités que doivent avoir l'un & l'autre, ſur leur longœvité, ſur les alimens à leur donner dans le toit, ſur les paccages qui leur conviennent, ſur la ſaiſon & l'âge où l'on doit faire ſouer les truies, ſur la néceſſité de les ſéparer des verrats quand elles ſont pleines, ſur la crainte où l'on doit être qu'eux & les mères même ne dévorent les nouveaux-nés, ſur le nombre qu'elles en donnent dans une ſeule portée, ſur la quantité de ceux qu'elles peuvent nourrir, ſur le temps où l'on peut mener ceux-ci aux champs, ſur les ſoins qu'ils demandent quand ils ſont ſevrés, ſur les voies les plus sûres de les engraisser.

7.° Sur tout ce qu'on lit dans les Cynographes, des caractères qui distinguent l'espèce générale des chiens, sur celui auquel semble tenir chaque race en particulier, sur leurs dégénérations, sur les qualités qu'ils doivent avoir relativement aux usages auxquels on les destine, sur la manière de les nourrir & de les élever, sur la connoissance de leur âge, sur la durée de la portée des femelles, &c.

8.° Enfin sur tout ce qui concerne les oiseaux domestiques, tels que les poules, les pigeons, les poulets d'Inde, les paons, les oies, sur leur assortiment, sur leurs différens mélanges, sur leurs pontes, leurs œufs, l'incubation, sa durée, sur leur plumage, leur mue, les alimens convenables à chacun d'eux, sur ce que la génération des uns & des autres peut avoir de remarquable, &c.

Un tel extrait, par le fond des choses qu'il contiendra, mettra les Élèves au niveau de ce que l'on sait, ou de ce que l'on croit savoir. Mêlé de remarques & d'idées nouvelles relatives à des vues plus étendues & à d'autres recherches, il les aidera à reculer les bornes où l'on s'est arrêté, & le doute méthodique dont on leur donnera l'exemple, sera pour eux une leçon de la nécessité de raisonner, de réfléchir & d'observer avant de croire.

V.

LES lumières qu'on leur donnera sur le cheval ne seront point limitées à des connoissances purement superficielles : elles seront développées dans trois cours séparés.

La beauté & les difformités de chacune des parties qui composent l'avant-main, le corps & l'arrière-main feront la matière du premier. Il est à cet égard une quantité assez considérable d'observations déjà écrites ; la Nature n'étant & ne pouvant être que la même à tous les yeux quand on l'envisage sous l'aspect de la vérité, on ne changera rien au fond de ce qui a été dit de conforme à ce qu'elle présente. On sera très-attentif à rejeter ce qu'elle dément. On ajoutera ce qui a pu échapper aux regards de ceux qui l'ont considérée les premiers dans cet animal. On mettra le plus d'ordre & de clarté qu'il sera possible dans les démonstrations qui seront toujours faites sur le sujet vivant, en secourant néanmoins les Élèves de la représentation des objets qui ne seroient point assez sensibles & qu'ils auroient de la peine à saisir. Il y en aura, par exemple, qui, arrivés nouvellement dans les Écoles, n'auront aucune connoissance des os, ils distingueroient très-difficilement ceux qui forment véritablement l'épaule, le bras, l'avant-bras, les cuisses, les jambes, le dos & les reins, si on ne les leur faisoit considérer dans le squelette. Il en est de même des yeux, il faut qu'ils soient témoins de la dissection de cet organe, & qu'on leur en explique plus d'une fois les parties pour qu'ils parviennent à connoître ses perfections & ses vices. L'indication de l'âge, chargée de beaucoup de détails & de quelques erreurs dans nombre d'Auteurs, exigeant qu'on discute le nombre des dents, leur situation, leur structure, l'époque de l'éruption des unes & des autres, celle de leur chute & de l'effacement de leurs cavités, &c. Tous ces points pourvoient encore embarrasser des jeunes gens qui n'en ont jamais eu la plus légère notion ; on résumera le tout sur une mâchoire artificielle ou décharnée, & au moyen de la précaution que le Chef-démonstrateur aura eue de se pourvoir de toutes les dents des différens âges, il les leur fera placer dans les alvéoles vides suivant celles qui se rencontrent naturellement dans la bouche des chevaux depuis deux ans jusqu'à douze, ainsi que dans celles de ces animaux béguts, faux-béguts, contremarqués, &c. Les pieds étant sujets à mille imperfections qu'on ne peut entrevoir dans un seul & même cheval, il en recueillera pareillement de toutes sortes pour leur mieux faire sentir, à mesure qu'il en parlera, ce que l'on entend par toutes les différentes défectuosités dont ils ne sont que trop susceptibles, &c.

Dans le second cours on s'occupera de la recherche du rapport que doivent avoir entr'elles toutes les parties dont on n'aura étudié jusqu'alors que la forme, & on les considérera par le tout qui en résulte. La beauté du cheval réside incontestablement dans leurs dimenſions particulières & reſpectives; on indiquera les moyens de s'aſſurer de ces dimenſions en négligeant néanmoins les petites proportions qui ne peuvent intéreſſer que le Sculpteur & le Peintre pour ne s'attacher qu'à celles dont l'œil peut être aiſément frappé. On en démontrera enſuite la néceſſité dans l'expoſition de ce qui arrive par le défaut des unes & des autres. On aſſignera de plus des règles certaines pour décider de la juſteſſe de la direction des membres & de leur à-plomb en enviſageant l'animal dans le repos. On dévoilera le mécaniſme de ſa conformation, la poſſibilité de ſes mouvemens & la ſucceſſion harmonique du jeu de ſes membres dans ſes allures naturelles, conformément à ce même mécaniſme. On tirera de ſes différentes actions des indices de ſon tempérament & de ſon caractère; on enſeignera à régler, ſur l'uſage auquel on le deſtine, le choix qu'on doit en faire, &c. & le jour que l'on répandra ſur ces matières inconnues juſqu'ici, les dégagera, quelques abſtraites qu'elles ſoient, de toute obſcurité.

L'Hygienne ſera l'objet du troiſième cours.

Les Élèves y puiseront toutes les instructions nécessaires & relatives à la conservation & à l'entretien de la santé de cet animal. Tout ce qui a trait aux effets de l'air sur lui, à la saine & solide construction des écuries, à la propreté de ces habitations, à la nécessité du pansement de la main, aux différens instrumens à employer dans ce pansement, à la manière de l'effectuer, aux différentes qualités des alimens solides & liquides, aux soins qu'on ne doit pas perdre de vue dans les voyages, aux résultats salutaires ou nuisibles d'un exercice modéré ou forcé, comme d'un repos d'une durée raisonnable ou trop longue, à la fixation, en un mot, d'une conduite à tenir & qui doit être réglée sur l'âge, le tempérament, les saisons & les circonstances, y sera traité de la manière la plus intelligible.

VI.

Il seroit à souhaiter que nos connoissances sur les procédés généraux & particuliers de la Nature dans la production des chevaux, fussent aussi sûres & aussi évidentes que celles-ci. Ce n'est qu'au moyen d'un ensemble de faits dûs à des recherches & à des obſervations répetées qu'il eſt poſſible de déchirer le voile qui nous dérobe ſa marche ; mais ces obſervations & ces recherches demandent, dans ceux qui doivent s'y conſacrer, un deſir ardent de connoître, un commencement de lumières & le talent de voir. Il eſt certain que jusqu'ici on n'a fait aucun pas qui puiſſe conduire à la révélation des points qu'il ſeroit indiſpenſable de bien conſtater dans les différens cantons du royaume, pour former enſuite un ſyſtème raiſonné ſur cette partie importante de l'adminiſtration. On a généraliſé des remarques iſolées faites à l'écart & dans l'obſcurité. À peine ont-elles eu quelque cours qu'elles ont été traveſties & défigurées ; bientôt on les a adoptées comme des vérités inconteſtables, tandis que ſi on avoit daigné les vérifier, on auroit vu que dès leur ſource même elles ne méritoient pas la foi la plus légère. On ne refuſera cependant aux Élèves aucune des inſtructions qui pourront, à cet égard, les rendre utiles dans les différentes Provinces, mais on ſe bornera ſtrictement à celles que l'on tient de l'expérience.

VII.

Ces mêmes leçons, & celles qui contiennent les objets des trois cours précédens, feront données auffi en particulier, conformément aux intentions de Sa Majefté, aux Gentilshommes qui fe deftinent à la fervir en qualité d'Infpecteur des Haras. L'École de Paris leur fera ouverte chaque année dès le 1.er de Mai, & après l'étude qu'ils auront faite de tout ce qui concerne phyfiquement cette partie, on leur en fera connoître le régime & l'économie.

VIII.

Les Démonftrateurs feront appliquer exactement aux Élèves, fur les différens individus qui exifteront dans les Hôpitaux des Écoles, tous les principes dont ils les auront alimentés, & ils les conduiront par divifion, après en avoir obtenu l'agrément des Directeurs, toutes les femaines au marché aux chevaux, à l'effet de les fortifier de plus en plus dans une connoiffance dont le raifonnement eft la bafe principale, mais que d'une autre part l'habitude perfectionne.

TITRE VI.

Salle d'Étude.

ARTICLE PREMIER.

CES mêmes Démonſtrateurs auront la police de la ſalle d'étude ſous les ordres des Directeurs.

II.

ILS nommeront toutes les ſemaines, pour deſſervir cette ſalle, un nombre ſuffiſant d'Élèves pris parmi ceux qui s'occuperont des différens cours mentionnés au Titre précédent, & ils feront exacts à ce que ce lieu ſoit tenu dans la plus grande propreté.

III.

SERONT exécutées, à leur égard, les diſpoſitions des articles III, VIII & IX du Titre IV, ſeconde partie.

IV.

IL eſt enjoint auxdits Démonſtrateurs de faire dans le jour, de temps en temps, des appels pour s'aſſurer de l'abſence & de la préſence de leurs Élèves. Les abſens ſeront punis par eux, & après qu'ils auront ordonné la punition, ils ſeront tenus d'en rendre compte auſſitôt aux Directeurs. À l'égard des Sous-chefs que les Directeurs nommeront ſur la préſentation qui leur en ſera faite par les Démonſtrateurs, en cas d'abſence de quelque Élève ou de quelques fautes commiſes, ils en inſtruiront les Démonſtrateurs, ou les Chefs, ou les Directeurs, conformément à l'article VI du Titre X, première partie.

V.

LES Élèves de ſervice aux Hôpitaux, aux Forges & aux Pharmacies, ne ſeront tenus de ſe rendre dans la ſalle qu'aux heures des leçons des Démonſtrateurs & des répétitions des Sous-chefs.

VI.

SERONT reſponſables les Élèves de ſervice, en leur propre & privé nom, de toutes les détériorations qui pourroient avoir lieu dans les ſalles d'étude, à moins qu'ils n'en décèlent les auteurs.

TITRE VII.

Jardin de plantes, cours de Botanique.

ARTICLE PREMIER.

CETTE immenſe quantité de végétaux répandus ſur la ſurface de la terre, dont les uns ſervent à l'entretien de la vie des animaux, les autres à triompher des maladies auxquelles ils ſont ſujets, n'offriroit encore à tous les yeux qu'un ſpectacle confus, & à la mémoire la plus heureuſe, que des objets dont le nombre & la variété n'auroient pu s'y graver, ſi le deſir de démêler cet énorme cahos n'avoit ſuggéré l'idée de rechercher des caractères communs pour établir des genres, des particularités pour déterminer des eſpèces, des genres avec des marques communes diſtinctives de tous autres genres pour en compoſer des claſſes, &c. C'eſt ainſi qu'en obſervant, en comparant, en diſtinguant, en diviſant & en ſubdiviſant, on eſt parvenu à former des ſyſtèmes ou des méthodes parmi lesquelles celle de Tournefort aura la préférence dans les Écoles.

I I.

LES plantes médicinales qu'on y cultivera, seront rangées sous vingt-deux classes, conséquemment à son système, les arbres & les arbustes composant les cinq dernières. Chacune de ces classes ne comportera que des plantes absolument usuelles, encore choisira-t-on les herbes & les sous-arbrisseaux dont le succès de la culture sera assuré par la nature du climat & du terrein. Chaque plante sera précédée d'une étiquette indicative du nom qui lui est accordé dans notre langue pour faciliter d'abord, & dès le principe, aux Élèves l'étude de chacune d'elles d'après les cahiers qui leur auront été remis, & les démonstrations qui leur seront faites; les noms des plantes, dans ces cahiers, ne se borneront pas à ceux dont nous venons de parler; elles seront encore désignées par leurs noms Italiens, Allemands, Espagnols, &c. à l'effet de les indiquer aux Élèves étrangers qui pourroient arriver dans les Écoles.

III.

Le ſoin, la culture & la police du jardin, dans chaque École, ſeront confiés aux Profeſſeurs de Botanique qui pourront, en cas de beſoin, nommer des Élèves de ſervice dans ce lieu, qu'ils prendront parmi ceux qu'ils enſeigneront.

IV.

Les cours qu'ils ſeront chargés de faire, commenceront toutes les années au temps de la floraiſon.

V.

Les premières leçons ne comprendront que des généralités, & ſeront limitées à des définitions de mots dont la ſignification doit être entendue des Élèves qu'ils auront à inſtruire. Elles ſe borneront par conſéquent à un Vocabulaire ſimple des parties des plantes; parties qu'on leur démontrera en leur expliquant ce qu'on appelle *péduncules*, *réceptacles*, *fleur*, *calice*, *corolle*, *pétales*, *nectar*, *étamines*, *piſtille*, *fruit*, *péricarpe*, *ſemence*, *racine*, *&c.*

VI.

On leur donnera enſuite, avant d'en venir

à l'individu, une idée des claſſes & des genres. Les Profeſſeurs ſe ſouviendront qu'on n'a point en vue dans les Écoles de former des Botaniſtes, mais de mettre ſeulement les ſujets qui y ſont envoyés en état de connoître & de diſtinguer, à leur retour dans les Provinces, les plantes qui pourront leur être utiles dans la pratique de la Médecine des animaux : ils les éloigneront même avec ſoin d'une étude trop approfondie & trop attrayante pour ne pas craindre qu'elle leur faſſe négliger celle de points bien plus eſſentiels.

VII.

IL eſt ſans doute inutile, après cette diſpoſition, de les prévenir qu'ils ne doivent point leur permettre de s'attacher à la connoiſſance des plantes exotiques qui, quelques propriétés qu'on puiſſe ſuppoſer à quelques-unes, ſeroient rarement à leur portée dans les campagnes.

VIII.

EN conſidérant chaque individu, ils leur en feront remarquer la fleur, le fruit, les feuilles, la racine, le port, de manière à les rappeler toujours aux lumières données dans les premières démonſtrations. Ils leur indiqueront auſſi le lieu où chaque plante croît le plus naturellement; ils leur en découvriront les propriétés, & ils ne leur donneront comme certains que les uſages de celles dont l'efficacité aura été confirmée dans nos Hôpitaux ou dans le traitement que les Élèves auront fait des maladies des beſtiaux hors des Écoles.

IX.

DÉFENSES expreſſes ſont faites à tous Élèves, de détruire & d'arracher dans les jardins aucunes plantes ni aucunes de leurs parties, & d'en enlever pour compoſer des herbiers, le tout ſous peine d'être ſévèrement punis.

X.

CHAQUE Élève occupé de l'étude des plantes, après s'être rendu capable de connoître toutes celles que les jardins renfermeront, ſera tenu les Jeudis ou les Dimanches, ſuivant qu'il ſera ordonné, d'aller en ſon particulier en cueillir dans la campagne. Il en formera

formera un faiſceau qu'il remettra aux Profeſſeurs après l'avoir étiqueté de ſon nom; & les Vendredis & les Lundis matin, les Profeſſeurs feront une leçon ſur tous les faiſceaux qui leur auront été donnés, en relevant d'une part les erreurs des Élèves, & en applaudiſſant de l'autre à leurs progrès, s'ils le méritent.

X I.

OUTRE les vingt-deux claſſes de plantes uſuelles qui composeront les Jardins, on y ménagera une quantité ſuffiſante de terrein pour y claſſer les plantes nutritives, ſalutaires ou nuiſibles aux animaux; on en établira une de celles qui conſtituent les bons prés, une autre de celles qui les rendent mauvais, une troiſième de celles qui conviennent le mieux aux bêtes à cornes, une quatrième de celles qui leur ſont contraires; & ainſi de ſuite de celles que les moutons, les chèvres & les porcs mangent avec plaiſir & ſans danger, & de celles qu'ils rejettent & qui leur ſont pernicieuſes.

X I I.

CE choix, vu la difficulté de bien conſtater

les véritables propriétés de ces différens végétaux, & l'imprudence qu'il y auroit de s'en rapporter à ce qui a été dit, est extrêmement épineux. Toutes les recherches & toutes les observations qui peuvent avoir été faites à cet égard dans le nord & dans le midi de l'Europe, ainsi que dans les autres parties du monde, n'ont rien de certain & de concluant pour nous. Combien le climat & le sol n'influent-ils pas sur les effets & les qualités des plantes dans des Provinces plus ou moins distantes les unes des autres, & soumises au même Gouvernement & aux mêmes Loix! Ce qui intéresseroit le plus essentiellement, seroit la connoissance des moyens par lesquels on a acquis le droit d'assigner, comme alimens propres ou non convenables à tels ou tels animaux, tel & tel nombre d'herbes; car, 1.° de ce que dans des prés & des pâturages ils passent d'abord rapidement, comme ils le font presque tous, sur telles & telles plantes pour se jeter avidement sur d'autres, il ne s'ensuit pas que les premières soient évidemment nuisibles, & que l'instinct dont ils ont été doués les en éloigne ; la conséquence qu'on tireroit du plus de goût qu'ils ont pour celles-ci pourroit être plus juste, & peut-être qu'avec de la patience & une attention peu fatigante les verroit-on, suivant le degré de leur voracité & de leur faim, revenir à celles qu'ils ont d'abord dédaignées, & n'en recevoir aucun préjudice ? 2.° la maturité, la non maturité des plantes, leur verdeur, leur dureté, leur odeur, leur saveur différentes dans l'une & l'autre de ces époques, doivent-elles être comptées pour rien dans de semblables expériences ? 3.° les animaux mangent-ils tous indifféremment toutes les parties de l'herbe ? n'en est-il pas dont les uns ne mangent que la fleur, les autres les feuilles, les autres la tige, & dont les premiers fuient celles en qui cette dernière partie est la seule qui reste ? 4.° des animaux, pressés d'une faim dévorante, ne se précipiteront-ils pas sans aucune distinction sur toutes sortes de fourrages, & même sur celui qui sera le plus mêlé & le plus garni de plantes redoutables pour eux ? & ne voyons-nous pas tous les jours les chevaux dans les écuries, & les bœufs qui pendant l'hiver ne quittent pas les étables pour s'alimenter, manger celui qui bien loin de les nourrir les conduit au dépérissement, & suscite en eux des maladies plus ou moins cruelles ? 5.° des animaux rassasiés ne rejetteront-ils pas les plantes mêmes vers lesquelles ils seroient entraînés le plus par l'appétit & par l'instinct ? 6.° sur quel nombre considérable de brutes différentes ne faudroit-il pas tenter toutes les épreuves pour asseoir quelque chose de vrai ? ainsi les Professeurs de Botanique chargés de faire dans les Écoles, avec plus d'aisance qu'aucuns particuliers, toutes celles qui regardent cette partie importante de l'Art, de même que les Élèves qui pourront chercher à les répéter à leur retour dans leur patrie, ne perdront jamais de vue ces diverses considérations.

XIII.

LE cours de Botanique sera terminé par l'histoire abrégée de toutes les drogues simples utiles dans la Médecine des animaux, & qui sera bornée à une simple nomenclature ; cette instruction tendant uniquement à disposer les Élèves aux cours de matière médicale.

XIV.

Les Professeurs à cet effet seront pourvus de trois sortes de chacune de ces drogues, c'est-à-dire, de celles qui sont les meilleures & à préférer, de celles qui sont médiocres & qui à la rigueur pourroient être employées, enfin de celles qui sont totalement à rejeter, soit parce qu'elles ont dégénéré, soit parce qu'elles ont été sophistiquées, soit par toute autre cause. Ils expliqueront aux Élèves tous les moyens possibles de juger sainement de ces différentes qualités, ils leur en indiqueront la nature, ainsi que le pays d'où on les tire, le prix qu'elles ont communément dans le commerce, les noms dont on les appelle en françois & dans les langues étrangères, &c.

TITRE VIII.

Matière médicale interne & externe.

Article premier.

La connoissance des mixtes médicinaux, par les noms qui leur sont assignés, n'exige qu'un travail peu fatigant pour l'imagination & pour la mémoire, dès que parmi les méthodes qui peuvent y conduire on fait choisir celle qui est la plus simple ; mais cette connoissance n'est qu'un vain amusement si l'on n'y joint de véritables lumières sur les rapports qu'elles peuvent avoir avec le corps animal, sur la manière dont ils agissent, sur les principes dont leurs opérations dépendent. Telles sont aussi celles que les Élèves acquerront dans l'étude de la matière médicale raisonnée.

I I.

ILS ont considéré les substances selon des caractères, des particularités & des marques communes : ici on leur proposera de les envisager selon leur action & selon leurs vertus. On ne voit dans la machine animale vivante, que mouvement & matière : les qualités & la quantité de celle-ci, l'excès dans la force ou dans la foiblesse de celui-là, constituent tous les dérangemens qu'elle éprouve ; de-là la division des médicamens internes en altérans, en évacuans, en fortifians & en calmans ; les altérans & les évacuans opérant en général immédiatement ſur les ſolides & ſur les fluides, & les fortifians & les calmans immédiatement ſur les ſolides.

III.

LES moyens de remédier aux déſordres plus ou moins conſidérables des corps, ne pouvant être les mêmes, & tout dépendant d'une infinité de circonſtances particulières & différentes, on ſous-diviſera les altérans en abſorbans, en tempérans, en atténuans & en adouciſſans; les évacuans en purgatifs, en diaphorétiques & ſudorifiques, en diurétiques, en béchiques, en ſalivans, &c. les fortifians en analeptiques, en cordiaux, en toniques, en ſtomachiques, en aſtringens, en vulnéraires, &c. les calmans enfin, en ſédatifs & en narcotiques. Cette route aplanira toutes les difficultés qui ſemblent au premier aſpect réſulter de ce nombre immenſe de remèdes, les uns offerts par la ſimple Nature, & les autres dûs à l'Art.

IV.

ON ne ſait rien encore ſi l'on n'apprend à connoître ces ſubſtances rangées ainſi dans ce qu'elles ſont, dans leurs effets ſenſibles, dans ce qu'elles peuvent avoir de nuiſible & d'avantageux, ſelon le choix & l'application qu'on en fait, dans les divers mélanges dont elles ſont ſuſceptibles, &c. On indiquera donc chacune d'elles, non-ſeulement par des démonſtrations qui les rappelleront au ſouvenir que les Élèves doivent en avoir conſervé depuis le cours précédent, mais par leur véritable manière d'agir, par leurs propriétés particulières, ſoit que ces propriétés ſe réduiſent à une ſeule, ſoit qu'elles en aient pluſieurs, par l'analogie que quelques-unes ont entr'elles, &c. on s'appeſantira de plus ſur le danger qui en ſuivroit plus ou moins infailliblement l'emploi dans tels & tels cas, ſur la néceſſité de preſcrire d'abord dans telle & telle occaſion l'uſage de celles-ci avant d'ordonner celles-là, ſur le pouvoir ſuffiſant de quelques-unes dans telle autre, ſur les conditions auxquelles tiennent leurs ſuccès & leur réſultat, ſur les diverſes manières de les adminiſtrer, ſur les combinaiſons qu'on peut en faire, ſur les raiſons qui peuvent porter à telle ou telle aſſociation, &c. Tous ces principes, pour peu que les Professeurs veuillent en étendre l'explication, demanderont, de la part des Élèves, une assez grande contention d'esprit pour être renfermés dans un seul & premier cours.

V.

LES médicamens externes feront l'objet du second.

Fortifier les vaisseaux contre l'affluence de liqueurs, remédier à leur dilatation ou la prévenir, parer à l'excès de rigidité des fibres, appaiser les douleurs qui en sont la suite, opérer la disparition d'un engorgement, favoriser la dégénération d'une tumeur en abscès, soutenir au besoin l'action organique des chairs, dissoudre ou atténuer une matière épaisse & glutineuse contre laquelle les vaisseaux n'ont point assez d'énergie, borner le cours d'une matière trop séreuse qui donne lieu à des excroissances mollasses & baveuses, accélérer la chute du débris informe que présentent des solides affaissés & privés de la vie, résister à l'action des causes putrides ou en préserver la partie, seconder le travail de la génération & de la réunion, ébranler d'une part le genre nerveux, & procurer de l'autre une évacuation ſalutaire : Voilà les différentes vues que ſuggèrent les maladies extérieures, & que l'Artiſte peut remplir au moyen des topiques défenſifs & reſtrinctifs, émolliens, réſolutifs, maturatifs, digeſtifs, déterſifs, cicatriſans, &c. mais les uns & les autres de ces effets étant au pouvoir de pluſieurs ſubſtances en même temps, & ce pouvoir étant en elles à des degrés tantôt égaux, tantôt différens, ce ſeroit condamner les Élèves à un tâtonnement continuel, & les expoſer à commettre des fautes eſſentielles & groſſières que de ne pas les éclairer ſur le choix, ſur l'occaſion & le moment d'en faire uſage, ſur la manière dont elles opèrent, ſur les réſultats de leur action, ſur ce qui peut & ce qui doit en déterminer les mélanges, &c.

V I.

UNE notice des médicamens dont l'adminiſtration dans telles & telles maladies intérieures & extérieures, & dans telles ou telles circonſtances de ces mêmes maladies, aura été ſuivie d'un ſuccès heureux ou malheureux, terminera ces deux cours. Un pareil relevé de tout ce qui ſe pratiquera dans les Hôpitaux des Écoles, aſſurera chaque jour les progrès de l'Art, & les préceptes donnés en recevront une nouvelle autorité & une nouvelle force, pourvu que ces obſervations ſucceſſives ſoient l'ouvrage de quelqu'un aſſez ſage & aſſez profond dans les connoiſſances de la Nature & des maladies, pour ne pas attribuer aux médicamens ce qui n'eſt ſouvent que l'effet de l'une ou des autres.

TITRE IX.

Pharmacie.

ARTICLE PREMIER.

LES ſimples ont été vraiſemblablement les premiers médicamens dont nous avons été redevables au haſard, & à cet appétit ſpontané qui n'étant ni raiſonné ni réfléchi, forme ce qu'on appelle *inſtinct*, & n'eſt en effet qu'un mouvement purement automatique; auſſi de tous les ſecours offerts contre les maladies des hommes & des animaux, celui-ci a-t-il été regardé, avec raiſon, comme le plus naturel. À meſure que nos connoiſſances ſe ſont accrues & nous ont mis à portée d'apercevoir des complications & des indications auxquelles il s'eſt agi de ſatisfaire, on a fait des préparations, des mixtions, des compoſitions ; de-là l'origine de la Science pharmaceutique, ſoit en ce qui concerne les plantes en particulier, ſoit en ce qui concerne leur aſſociation avec d'autres corps. On a été inſenſiblement plus loin ; on s'eſt occupé de l'analyſe des unes & des autres, de leur décompoſition, de l'étude de leur mélange, de leur combinaiſon, des changemens mécaniques opérés par le feu auquel on les expoſe & qui les pénètre, & à la faveur d'une foule d'expériences & de découvertes, on a vu ſucceſſivement éclore de nouvelles préparations chimiques, ſouvent très-énergiques & très-puiſſantes dans le traitement des maux, mais ſouvent auſſi très-dangereuſes & très-meurtrières quand on s'égare dans l'application qu'on en fait.

I I.

Les lumières, le temps & le travail qu'exigent celles-ci, les dépenſes dans leſquelles elles entraînent, la médiocrité de la fortune des Élèves, la misère du Cultivateur, la modicité fréquente de la valeur des animaux à traiter, ſont autant de raiſons de bannir à jamais des Écoles l'étude de la Chimie, plus propre à détourner les Artiſtes à former de l'attention qu'ils doivent aux autres objets utiles & importans qu'on y enſeignera, qu'à leur procurer des reſſources dont ils puiſſent ſouvent faire uſage.

I I I.

Les ſeules connoiſſances qu'on leur donnera dans ce cours ſeront, 1.° celle des inſtrumens néceſſaires aux manipulations les plus ſimples : 2.° celle des noms accordés à tels & tels médicamens revêtus de telle & telle forme ; ainſi on définira, eu égard à leur adminiſtration dans les maladies internes, ce qu'on entend par *breuvage*, *boiſſon*, *bol*, *pilule*, *opiat*, *poudre*, *lavement* ; & quant à ceux que l'on emploie dans les maladies externes, par les mots d'*injection*, *collyre*, *nouet* & *billot*, *lotion*, *fomentation*, *embrocation* ou *onction*, *liniment*, *cataplasme*, *charge*, *baume*, *pommade*, *onguent*, *emplâtre*, *pierre*, *parfum*, *suppositoire*, *pédiluve*, *bains généraux*, &c. 3.° en ce qui concerne les opérations à faire pour préparer les substances médicinales de manière à en provoquer & à en assurer l'efficacité, on les instruira de ce qu'on appelle *lotion*, *purgation*, *trituration*, *cribration*, *humectation*, *infusion*, *ébullition* ou *décoction*, *macération*, *fermentation*, *digestion*, *teinture*, *élixation*, *despumation*, *colature*, *filtration*, *clarification*, *expression*, *assation*, *ustion*, *stratification*, *liquéfaction*, &c. 4.° enfin on leur montrera ce qu'on nomme *feu* ou *bain de sable*, *feu de cendres*, *feu nu*, *feu de roue*, *feu de lampe*, *bain-marie*, *insolation*, *bain de fumier*, &c.

I V.

De ces notions premières on descendra dans des détails plus intéressans. Les précautions à prendre dans la récolte des plantes, la saison la plus favorable à cet effet, relativement à la totalité des unes ou des autres, ou relativement aux unes ou aux autres de leurs parties, la néceſſité de les cueillir préférablement dans les lieux où elles ſe plaiſent, la différence de leur vertu ſelon le temps qu'elles ont ſéjourné ſur pied, l'heure à laquelle les plantes fraîches, comme celles que l'on ſe propoſe de faire deſſécher, doivent être ramaſſées, les moyens d'en obtenir l'exſiccation, ainſi que celle de quelques-unes de leurs portions, ſoit qu'elles ſoient inodores, ſoit qu'elles ne le ſoient pas, les plantes dont les vertus conſiſtent uniquement dans leur humidité, & qui, par conſéquent, n'en ont aucune quand elles ſont sèches, celles qu'on doit employer toutes entières, l'importance d'attendre la maturité des ſemences avant de s'en pourvoir, celles qu'on doit laiſſer dans les capſules, les plantes deſſéchées qu'on ne ſauroit conſerver long-temps, celles dont la durée eſt de pluſieurs années ſans altération, la manière de les enfermer pour les empêcher d'en recevoir aucune, celles de leurs portions en qui leur efficacité réſide, celles qu'on ne doit jamais faire bouillir à l'air libre, celles qu'on ne doit point ſoumettre à l'ébullition, les changemens qu'elles éprouvent dans leurs effets quand elles bouillent trop long-temps, celles qui ne demandent qu'à infuser dans des vaisseaux fermés ou non, le degré de chaleur le plus propre aux infusions, l'ordre à suivre dans les décoctions relativement à la densité des corps, la manière & le temps d'unir à ces mêmes décoctions les résines & les gommes, &c. Des instructions sur de pareils objets disposeront les Élèves aux différentes manipulations qu'ils entreprendront eux-mêmes ensuite sous les yeux du Professeur ou du Chef, d'après les formules médicinales qu'on rédigera pour les Écoles, & d'après les poids, les mesures, les caractères & les doses adoptées dans ces formules.

V.

ELLES seront divisées en magistrales & en officinales. Les magistrales formeront deux parties, & seront numérotées chacune par les chiffres 1, 2, 3, &c. La première comprendra les médicamens internes; la seconde, les médicamens topiques ou locaux, & au surplus chaque classe sera renfermée dans un

chapitre

chapitre particulier qui préſentera ces mêmes remèdes par les différentes formes ſous leſquelles ils pourront être préparés ; & comme il eſt très-eſſentiel de graver profondément dans le ſouvenir des Élèves la néceſſité indiſpenſable de ſe rappeler, avant l'adminiſtration d'aucun d'eux, les véritables circonſtances & les indications, comme les contr'indications de leur emploi, on aura la précaution de marquer chaque chapitre d'un aſtérique, qui renverra à celui des paragraphes de la matière raiſonnée où l'on aura développé les raiſons de faire uſage ou de ne pas faire uſage de tel & tel remède. Une troiſième partie comprendra les formules officinales : il y aura parmi celles-ci quelques préparations communes dans la Chimie ; mais il eſt à propos auſſi qu'elles ſoient miſes ſous les yeux des Artiſtes dans les pharmacies des Écoles, afin de les leur faire connoître aſſez pour qu'ils ne ſoient pas trompés dans le beſoin où ils pourroient être de s'en pourvoir dans les boutiques. D'ailleurs, comme ils participeront à toutes les compoſitions indiquées dans cette partie, ils pourront, à leur retour dans leurs provinces ;

établir chez eux des Pharmacies particulières, qu'ils seront en état de garnir des huiles, des emplâtres, des onguens, des baumes, des eaux, des extraits, des teintures, des trochisques, &c. &c. les plus usités dans la pratique.

TITRE X.

Police de la Pharmacie.

ARTICLE PREMIER.

LA direction & la police de la Pharmacie dans les Écoles, seront toujours confiées au Professeur, en son absence à un Chef, & au défaut de celui-ci à un Sous-chef.

II.

LES Élèves occupés du cours de Pharmacie & des médicamens, y seront sédentaires. On en nommera, de plus, un nombre nécessaire d'autres, qui seront tenus de la desservir pendant l'espace d'une semaine, en sorte que tous les Élèves passeront tour à tour & successivement dans ce lieu, comme dans tous ceux où il s'agira de pratiquer & de voir pratiquer, l'habitude ne pouvant naître que du temps, & la théorie seule ne pouvant jamais faire un Artiste.

III.

DÉFENSES sont expressément faites à tous autres Élèves que les sédentaires & ceux de service pendant la semaine, d'entrer dans la Pharmacie sous quelque prétexte que ce soit, à peine d'être punis sur le champ par le Professeur ou le Chef, ou notés par le Sous-chef.

IV.

TOUS les quatre mois il sera remis par le Professeur, aux Directeurs, un inventaire général des drogues & ustensiles contenus dans ce lieu, ainsi que dans le laboratoire, lequel inventaire sera représenté au Directeur général aussitôt qu'il l'exigera ; & comme ce même Professeur sera nommément responsable de tous les instrumens qui lui auront été remis, il lui sera libre de se faire rendre compte de ceux qu'il aura fournis tant aux Élèves occupés du cours qu'aux Élèves de semaine, sauf à leur en imputer la perte, s'il y en a, & à les faire rembourſer par eux.

V.

NUL autre que le Profeſſeur ou ſes repréſentans ne pourra toucher aux ſubſtances ſimples & compoſées qui ſeront dans la Pharmacie; elles ſeront délivrées de ſa propre main à meſure du beſoin.

VI.

IL tiendra deux regiſtres, conformément aux articles XIII & XIV du titre XIII, première partie. Celui qui renferme[illegible] qui ſera preſcrit chaque jour dans les Hôpitaux, & qui donnera la preuve de l'emploi des drogues & des ſubſtances achetées, ſera fortifié par la ſignature de toutes les ordonnances jour par jour & mois par mois.

VII.

IL ſe conformera auſſi à ce qui eſt preſcrit dans l'article XIV du ſuſdit titre XIII, en ce qui regarde la remiſe qu'il doit faire aux Régiſſeurs à la fin de chaque mois, des ſommes qu'il aura perçues & de l'état des ſommes dûes.

VIII.

Il sera très-attentif à ce qu'on use de la plus grande économie eu égard aux feux, qu'on pourroit laisser inutilement allumés toute la journée, & eu égard à tout ce qui entre nécessairement dans le service qu'il doit diriger.

IX.

Aucun des Élèves qui en seront chargés ne sortira dans les heures de travail sans l'agrément & la permission du Professeur ou de ses représentans; & ils seront tenus tous les soirs avant de se retirer, sous peine d'être punis, de remplir d'eau les baquets & les seaux du Laboratoire & de la Pharmacie.

X.

Le Professeur aura aussi la plus grande attention à ce que l'un & l'autre de ces lieux, ainsi que leurs dépendances, les vases, les ustensiles, &c. soient toujours parfaitement appropriés.

XI.

Une intelligence entière règnera entre le Professeur chargé de la direction des Hôpitaux & celui qui présidera à la Pharmacie, dans laquelle on déposera un exemplaire des formules magiſtrales & officinales, pour y avoir recours au beſoin.

XII.

CHACUNE de ces formules étant numérotée, ainſi qu'on l'a preſcrit dans le titre précédent, article V; & chaque cheval envoyé dans les Hôpitaux étant auſſi connu par le numéro de la place qu'il y occupe, il ſuffira aux Directeurs des Hôpitaux de faire précéder ſon ordonnance du numéro indicatif de tel & tel cheval, & de renvoyer enſuite au numéro indicatif de telle & telle formule, pour être ſuffiſamment entendu par celui de la Pharmacie, ſauf les additions, les changemens & retranchemens que le Profeſſeur jugera à propos de faire ſuivant les circonſtances. Cette manière de procéder entr'eux ſera la plus claire & la plus facile.

XIII.

AUSSITÔT que ces ordonnances parviendront au Profeſſeur de la Pharmacie, celui-ci diſtribuera aux Élèves occupés de ce cours, & dans le cas où il n'y auroit point de cours, aux Élèves de ſervice, toutes les ſubſtances néceſſaires aux préparations ordonnées; il les leur fera peſer lui-même; il les conduira dans la compoſition qu'ils en feront; & à meſure de ces compoſitions, il les leur fera placer dans des vaſes étiquetés du numéro du cheval, pour être remis aux Élèves de ſervice dans les Hôpitaux, dès qu'ils viendront les prendre dans le Laboratoire dont l'entrée leur ſera permiſe.

XIV.

IL obſervera ſoigneuſement que les Élèves ne faſſent aucune confuſion des ſubſtances, des médicamens préparés, & par conſéquent aucune fauſſe deſtination des remèdes; ces ſortes de mépriſes, trop communes dans les boutiques, pouvant occaſionner la mort des animaux que l'on traite.

XV.

EN ce qui concerne les médicamens topiques, les différentes caſes de la table qui ſera portée de la Pharmacie dans les Hôpitaux par les Élèves de ſervice dans ce dernier lieu, aux heures des panſemens, en ſeront toujours ſuffiſamment garnies. On évitera auſſi que ces différens remèdes ſoient mélangés, & le

Directeur des Hôpitaux veillera à cet égard ſur la conduite des Élèves qui ſeront ſous ſes ordres.

XVI.

DÈS que la table ſera rapportée au laboratoire par ceux-ci, le Profeſſeur la viſitera, la fera approprier ainſi que les ſpatules, & il fera de nouveau remplir chaque caſe de la préparation qu'elles doivent contenir.

XVII.

LES étoupes, les rubans de fil, les toiles pour les bandages, ſeront renfermés dans la Pharmacie, & délivrés par le Profeſſeur ſur le vu-bon du Directeur des Hôpitaux, qui en fixera la quantité deſirée, & qui fera rapporter au premier les rubans & les portions de toile qui pourroient ſervir de nouveau, après avoir été lavées.

XVIII.

EU égard au domeſtique qui, dans les Écoles où le travail pourra être très-conſidérable, ſera particulièrement attaché à la Pharmacie, il ſe conformera à tous les ordres qu'il recevra des Profeſſeurs ou de leurs représentans. Défenses à lui, sous peine d'expulsion, d'entreprendre la composition d'aucuns médicamens ; il allumera les feux nécessaires tous les matins ; il ne s'absentera jamais sans permission ; il procédera à tous récuremens, balaiemens, lavages, &c. &c. il ne fera aucunes commissions que celles qui concerneront son service ; & tous les soirs, après avoir mis ordre à tout dans la Pharmacie, il en portera les clefs au Professeur, & ne laissera que le Laboratoire ouvert, à l'effet d'en laisser l'entrée libre pendant la nuit aux Élèves nommés chaque jour pour veiller dans les Hôpitaux.

TITRE XI.

Maladies, Hôpitaux.

ARTICLE PREMIER.

LE développement de la structure des corps, l'explication des fonctions des parties, celle des causes de la vie & de la santé, l'indication du régime & des remèdes qui tendent à sa conservation & à son rétablissement, les règles à observer dans le choix comme dans l'emploi qu'on en fait, sont autant de préparations à l'étude des maladies ; mais le Traité le plus intelligible, le plus complet & le plus étendu sur cette matière, les détails les plus exacts des causes, des symptômes, des signes & des médicamens convenables, ne seroient pour les Élèves qu'un travail d'esprit & de mémoire insuffisant & peut-être dangereux, si les démonstrations à cet égard ne se faisoient dans les Hôpitaux des Écoles & sur les malades mêmes. La théorie n'offre & ne peut offrir que des connoissances générales. Qu'un théoricien, d'après les divers écrits qu'il aura lûs & étudiés, se persuade qu'il n'est aucun mal dont il ne puisse triompher, rien n'est moins rare ; placé néanmoins à côté des individus souffrans, obligé de décider de la nature de leurs maux, d'appliquer à des cas particuliers les principes qu'il a reçus, & de se livrer aux combinaisons souvent infinies à faire, il avouera, s'il est de bonne foi, qu'il ne voit rien, & que toute sa science échoue à l'aspect des animaux qu'il envisage.

II.

LA vérité, la certiude de l'art, ayant pour base l'expérience, c'est-à-dire, une suite d'obſervations préciſes & méthodiques, confirmatives ou deſtructives des préceptes donnés, on ne ſauroit trop tôt mettre les Élèves verſés dans les dogmes de la théorie, à portée de les apprécier, de les comparer & de les rapporter à la pratique. En s'y livrant ſous les yeux de leurs maîtres, ils apprendront que ce n'eſt que du concours de l'une & de l'autre que peut éclore une doctrine ſûre & lumineuſe; qu'elles s'étayent mutuellement; qu'elles s'épurent de même; que lorſque celle-ci tend, ainſi qu'il arrive quelquefois, à précipiter l'Artiſte dans l'erreur, celle-là deſſillant bientôt ſes yeux, le rappelle à l'exactitude qui doit le ſauver du piége, lui montre l'importance d'être perpétuellement attentif aux diverſes circonſtances qui différencient les objets, lui décèle le vide & la fauſſeté des conjectures, l'invite à n'adopter les vérités même qu'avec une extrême circonſpection, à ſe tenir en garde contre la dangereuſe démangeaiſon de traveſtir en des vérités générales celles qui ceſſent d'être telles par des applications forcées, à circonſcrire & à limiter par un nombre d'épreuves de pluſieurs genres celles qu'il a une fois reconnues, &c. &c. ils verront combien il eſt eſſentiel de n'écouter qu'avec défiance tous les rapports faits par les propriétaires des animaux malades, de paſſer de ces mêmes rapports à l'examen de tous les ſymptômes & de tous les ſignes extérieurs, pour les rapprocher les uns des autres, & ramener le tout enſuite à la ſtructure & à l'action des organes; ils ſauront que lorſque ces ſignes ne conduiſent qu'à des notions foibles & vagues, ou qu'ils n'ont pas entr'eux une certaine liaiſon, ou qu'ils ne ſe préſentent que comme des indices qui ſe contrarient réciproquement, ou qu'ils paroîſſent enfin dépendre de maladies différentes & les annoncer, ils doivent attendre que des phénomènes nouveaux ou plus clairs & plus déciſifs, viennent les ſecourir dans les combinaiſons abſtraites & difficiles par leſquelles ils tenteront de découvrir le mal, ſon ſiége & ſa cauſe; & que, ſi rien ne fortifie leurs premiers ſoupçons, la ſeule reſſource qui leur reſtera pour forcer la Nature à s'expliquer, ſera celle de l'éguillonner au moyen de quelques ſubſtances médicinales adminiſtrées à des doſes légères, & dont l'effet devant être d'accroître plus ou moins ſenſiblement les ſymptômes de la maladie, leur en dévoilera la réalité & l'exiſtence; ils s'habitueront à ne jamais ſe rebuter dans des cas particuliers ſurchargés de complications ſurprenantes, à ſe retourner de mille manières pour adapter les principes à ces mêmes cas, & à ſe borner, s'ils ne peuvent aller plus loin, à l'attaque des maux dans leurs effets les plus marqués: ils ſe convaincront toujours de plus en plus qu'un amas de recettes ne peut être un objet de richeſſe que pour les ignorans; que les médicamens n'agiſſent point également ſur tous les ſujets; qu'il faut en calculer, pour ainſi dire, les forces, à l'effet de les proportionner à celle des maladies & des malades; que les plus ſalutaires deviennent ſouvent nuiſibles par le défaut de connoiſſance du moment & de l'application qu'on en fait, & qu'un très-petit nombre de mixtes médicinaux ſuffit, dans des mains habiles, à la guériſon de beaucoup de maux.

Ils adopteront ſans difficulté la méthode ſage & prudente de ne preſcrire, dès le principe, que ceux qui ont le moins d'énergie, pour s'assurer de la constitution des sujets, & pour ne pas exciter d'ailleurs des altérations considérables dans des corps foibles & dans des maladies où la patience est plus profitable qu'une action prompte capable de susciter de grands mouvemens.

S'ils entendent ordonner pour des animaux tissus de fibres grossières, peu élastiques, & en qui les liqueurs n'ont pas une certaine fluidité, des remèdes actifs, ils verront, d'une autre part, qu'on en recommandera de tempérés pour ceux dont les fibres doivent être naturellement plus tendues & plus susceptibles d'irritation; que si la Nature agit souverainement dans les maladies aiguës, sa puissance est purement passive dans les maladies chroniques; que les premières exigent des soins plus assidus que les autres, attendu la promptitude des évènemens & la nécessité d'y obvier & d'y parer aussi-tôt; que l'art ne pourroit que troubler cette même Nature, s'il la sollicitoit dans le moment où ses efforts sont annoncés par l'accroissement & l'augmentation du mal; qu'on doit éloigner avec habileté les ravages qu'il pourroit occasionner sur des parties foibles ou sur des parties essentielles, & en détourner adroitement les coups sur des parties plus fortes & moins capitales; qu'il importe extrêmement de distinguer les cas où la débilité du malade est un bien, de ceux dans lesquels il convient d'en soutenir les forces & de les réparer; que l'on doit se régler pour l'austérité de la diète sur la durée & sur la brièveté de la maladie, & condamner l'animal à l'abstinence rigoureuse de tout aliment solide, dans les circonstances où ces alimens ne pourroient que se corrompre dans les premières voies, & où les sucs digestifs, viciés eux-mêmes, seroient dans l'impossibilité absolue de les pénétrer avec fruit, &c. &c. &c. Le séjour que feront les Élèves dans les Hôpitaux ne leur permettra pas, il est vrai, d'y considérer ainsi toutes les maladies qu'ils pourront avoir à traiter dans le cours de leur vie, ni peut-être même d'y en suivre un nombre bien considérable; mais les méthodes d'après lesquelles ils auront opéré, & les leçons qu'ils y auront puisées leur étant toujours présentes, ils les étendront sans peine à d'autres circonstances, quelques nouvelles qu'elles puissent être pour eux.

En participant encore au traitement des maladies externes, ils jugeront plus aiſément de l'excellence & de la néceſſité de la pratique, les yeux ſeuls pouvant leur ſuffire en quelque façon alors, pour décider de la valeur des inſtructions, & les effets des médicamens employés étant preſque toujours ici à découvert & non cachés ſous le voile ſouvent impénétrable qui dérobe ceux des remèdes dont l'action n'a lieu que dans l'intérieur des corps. Là les faits ſe manifeſtant à eux d'une manière ſenſible & ſans la moindre ambiguité, ils diſtingueront facilement les différens genres de tumeurs, les différens caractères des plaies, les qualités bénignes ou redoutables des ulcères, les indications, les contr'indications, les variétés qu'exigent tels & tels changemens, &c. &c. & ce qu'ils éprouveront & obſerveront dans les divers panſemens qu'ils feront chargés de faire ſous l'inſpection du Profeſſeur ou des Chefs, ſera la règle immuable de la conduite qu'ils tiendront lorſqu'ils ſeront abſolument livrés à eux-mêmes.

III.

Les voies les plus ſûres d'aſſurer & de connoître

connoître leurs progrès, seront : 1.° de répartir entr'eux les animaux malades, en leur désignant ceux qu'ils seront obligés de soigner, & auxquels ils administreront les remèdes qui seront prescrits : 2.° de les obliger, aux heures fixées pour les visites & les pansemens, par les articles IX & XIV du Titre VIII, première partie, à remettre au Professeur ou aux Chefs, une note par écrit de ce qu'ils auront aperçu des résultats des remèdes ordonnés & des variations qu'ils auront remarquées dans la situation des animaux à traiter : 3.° de les interroger avant d'entreprendre le traitement d'aucune maladie sur le genre, le génie & le caractère de celle de l'animal qui leur sera présenté, sur les motifs de leur décision à cet égard, sur les médicamens qu'ils croiront convenables dans le moment actuel, sur ceux qu'ils estimeront devoir leur succéder, &c. sauf à les rappeler au vrai s'ils s'en écartent, & à applaudir aux vues de ceux qui ne s'en seront pas éloignés : 4.° de ne pas leur permettre de confier entièrement à leur mémoire une multitude de faits qu'ils ne pourroient y mettre en réserve dans un certain ordre, & dont les uns effaceroient infailliblement & plus ou moins promptement les traces des autres ; de les habituer par conſéquent à écrire régulièrement tout ce qu'ils obſerveront : 5.° de les diriger dans l'hiſtoire exacte des maladies qu'ils verront & qu'ils traiteront dans les Hôpitaux, afin qu'ils puiſſent, quand ils agiront ſeuls & hors de la portée des regards de leurs Maîtres, ſe rappeler des inſtructions dont ils ne ſeront pas moins redevables à la Nature qu'à ceux-ci, & accroître de ce qu'ils pourront y ajouter encore en pratiquant, un tréſor ineſtimable dont il ſeroit à ſouhaiter que beaucoup de Praticiens connuſſent le prix : 6.° de les inviter à y conſigner l'eſpèce & le caractère de chaque maladie, leur époque, leurs ſignes & les déſordres apparens auxquels elles auront donné lieu, les cauſes qui auront concouru à leur production, leurs complications, leur marche, leur durée, les voies par leſquelles elles ſe ſeront terminées, la diſpoſition des corps qui en auront été atteints, l'eſpèce des animaux qu'elles auront affectés, leur âge & même leur ſexe, les remèdes qui auront été employés, les raiſons qui en auront déterminé le choix, le temps où ils auront été adminiſtrés, la forme ſous laquelle les animaux les auront pris & leur état poſitif dans ce même moment, les changemens ou les révolutions heureuſes ou malheureuſes qui peuvent leur être dûes, celles que l'on doit attribuer à la Nature, &c. On les accoutumera, en un mot, à faire mention de toutes les circonſtances quelconques, quelque légères & quelque minutieuſes qu'elles puiſſent paroître, parce qu'il eſt poſſible que dans la ſuite elles acquièrent une véritable importance; c'eſt ainſi que chaque Artiſte marquant de l'empreinte de ſes propres lumières & ſes écarts & ſes ſuccès, l'Art s'élèvera inſenſiblement ſur les fondemens inébranlables de l'expérience dont une routine mépriſable & vaine n'a été juſqu'ici que le maſque.

IV.

LORSQUE les maladies auront été ſupérieures à toutes les reſſources de la Nature & de l'Art, les Profeſſeurs ou les Chefs profiteront ſur le champ de la facilité qu'ils ont de diſpoſer librement des cadavres, & l'animal qui n'exiſtera plus ſera encore pour les Élèves un nouvel objet d'étude, d'inſtruction & de richeſſes à recueillir. On leur en fera parcourir ſucceſſivement tous les viſcères; ils chercheront, non ſuperficiellement, mais avec une exactitude ſcrupuleuſe, dans toutes les parties eſſentielles la juſtification ou la condamnation des idées qu'on s'étoit formées. Ils obſerveront tous les changemens que la mort a pu produire; ils ſe tiendront en garde contre le danger de les confondre avec ſes cauſes ou avec celles de la maladie qu'elle a terminée, & aſſez ſouvent ils trouveront le mot de l'énigme dans des accidens dont on n'aura pas aperçu le moindre indice & qu'on n'aura pas pu prévoir; c'eſt ainſi, par exemple, qu'à l'ouverture des cadavres nous avons trouvé des vers extraordinaires, des égagropiles, des pierres énormes dans le duodenum, des concrétions de toutes ſortes, un amas de matières gypſeuſes & crétacées qui non-ſeulement formoient une croûte ſur les organes de la vie, mais qui logées dans les interſtices des fibres des organes du mouvement, tendoient à réduire, pour ainſi dire, l'animal en une maſſe pétrifiée, des gonflemens conſidérables des glandes, des dilacérations de l'eſtomac, un vieux ſoulier dans la panſe d'un bœuf rongeant, des ouvertures de vaiſſeaux, &c.

V.

DÈS que l'expérience eſt une ſource féconde & inépuiſable de lumières, on ne ſauroit trop multiplier les recherches & les obſervations. Tous les animaux achetés en hiver, pour être immolés à l'enſeignement des Élèves dans l'étude de la Zootomie, & au printemps comme en automne dans celle des opérations, feront, avant le ſacrifice médité, ſoumis à différentes épreuves. On pourra même s'en pourvoir à cet effet dans tous les temps de l'année, ſur-tout à l'École de Paris où l'on en obtiendra des Écariſſeurs à peu de frais ; mais toutes les brutes deſtinées à cet objet important, feront placées dans des écuries particulières & abſolument ſéparées des Hôpitaux, car les établiſſemens les plus utiles étant toujours, par une fatalité inconcevable, ceux qui éprouvent le plus de contradictions, il n'eſt pas douteux que l'un des moyens dont on ſe ſervira pour priver les Écoles de la confiance publique, ſera celui de répandre avec affectation que tous les animaux malades qu'on y enverra pour y être traités, ſeront les victimes d'une curioſité indiſcrette & barbare. Les perſonnes ſenſées ne ſe perſuaderont ſans doute pas que le plus grand intérêt des Écoles conſiſtant dans les ſuccès répétés des traitemens qui y ſeront faits, celui d'accroître ſes connoiſſances par des tentatives qu'elle peut entreprendre d'ailleurs, & à très-bas prix, l'emportera ſur l'autre, cependant la prudence veut que l'on ſe conforme à la précaution ordonnée.

V I.

NON-SEULEMENT on aura en vue dans toutes les expériences que l'on fera, & dont les réſultats ſeront ſoigneuſement détaillés & conſervés dans les regiſtres, l'avancement des Élèves, mais les portes des Écoles ſeront ſans ceſſe ouvertes à tous ceux qui, chargés par état de veiller à la conſervation des hommes, auront acquis par le nom qu'ils ſe ſeront fait le droit d'y venir interroger la Nature, chercher des analogies & vérifier des idées dont la confirmation ne peut être qu'utile à l'espèce humaine *. On ne négligera pas au surplus de prévenir les Élèves contre le préjugé trop commun que tous les sacrifices auxquels on se livrera, seront autant d'actes de cruauté dont l'humanité doit frémir. L'oblation des victimes choisies parmi les bêtes les plus pures & les plus saines, ne faisoit-elle

* L'illustre Baron de Swietten nous a consulté sur les effets du sublimé corrosif donné à différentes doses à diverses espèces d'animaux.

Le célèbre Baron de Haller a fait faire à l'École de Lyon, nombre d'expériences dont il est fait mention dans sa grande Phisiologie, & qui ont été pratiquées sous les yeux de M. Rast le fils, Médecin aggrégé au Collége de la même ville.

M. de Sauvages avoit demandé quelque temps avant sa mort, un état des maladies des animaux comparables à celles de l'homme.

M.rs Poutau, Charmeton & Fleurant, Membres du Collége de Chirurgie de Lyon, ont tenté à diverses fois nombre d'épreuves, tant en ce qui concerne les résultats de certaines substances données, qu'en ce qui regarde des opérations, &c.

pas autrefois une partie des cérémonies religieuses ! des animaux vivans n'ont-ils pas été assez long-temps ouverts dans des vues purement philosophiques ! n'est-ce pas par ce moyen qu'*Hippocrate* trouva le cerveau de quelques brebis & de quelques chèvres épileptiques singulièrement affecté ! n'a-t-on pas laissé à des hommes même le triste choix des tourmens des opérations les plus cruelles ou des horreurs d'une mort certaine & méritée ? enfin ceux qui tiennent à barbarie les recherches que l'on pourra faire, ignorent-ils qu'ils ne doivent les alimens dont ils nourrissent leur corps qu'aux mêmes moyens qui concourront à étendre les limites de l'Art & à alimenter de plus en plus l'esprit des Élèves.

VII.

L'INSPECTEUR général des Études & les Directeurs des Écoles, tiendront au surplus exactement la main à ce que les Professeurs ou les Chefs qui présideront au cours sur les maladies, exigent toujours que les Élèves formulent eux-mêmes d'après les différentes indications dont l'aperçu leur sera donné.

Conseiller, en parlant de la cure de chacune d'elles, telles ou telles recettes particulières, ce seroit fomenter en quelque façon l'idée que l'on a déjà trop universellement du pouvoir dans lequel on est de guérir les maux, dès que sans aucune autre étude on est parvenu à la connoissance de telles ou telles substances prescrites & annoncées plus ou moins fastueusement dans des ouvrages quelconques. Aussi l'écrit qui aura pour objet le traitement des maladies des animaux ne désignera-t-il que les vertus nécessaires dans les remèdes à mettre en usage dans telles & telles circonstances. Par exemple, dans tel & tel cas la petite vérole des moutons demande des tempérans, des acides, des nitreux; dans celui-ci, des anti-putrides; dans celui-là, des anti-spasmodiques, &c. la cachexie aqueuse dont ils sont souvent atteints, des acides austères, des astringens, soit du genre végétal, soit du genre fossile, &c. les métastases si fréquentes dans les différentes espèces d'animaux, tantôt des sudorifiques plus ou moins énergiques suivant la gravité des symptômes, tantôt des mercuriels, & à l'appui de ces substances des délayans, tantôt des minoratifs pour évacuer doucement & à diverses reprises les humeurs séreuses & putrides, tantôt les vessicatoires, &c. Or ce sera aux Élèves instruits des propriétés que doivent avoir les médicamens, à rendre compte aux Professeurs du choix, des doses & des préparations qu'ils feront de ceux auxquels ils auront recours.

TITRE XII.

Police des Hôpitaux.

ARTICLE PREMIER.

LES Hôpitaux seront disposés dans les Écoles de manière qu'il y aura des écuries différentes, spécialement destinées au traitement de telles & telles maladies; ainsi, par exemple, on y distinguera l'écurie des blessés, celle des fiévreux, celle des animaux atteints d'un virus psorique, & qui sera, ainsi que celle des animaux attaqués d'autres maladies contagieuses, dans une cour particulière & très-distante des autres, &c.

Il y en aura aussi qui seront particulièrement affectées aux animaux convalescens, car dans le commencement de la plupart des maladies, la Nature n'est point abattue ; pour peu qu'elle soit aidée, elle jouit d'assez de force pour écarter les obstacles & pour se débarrasser des humeurs vicieuses & nuisibles. Dans leur état il y auroit de la témérité à l'Artiste d'agir, mais leur déclin exige toutes ses attentions & tous ses soins, les causes morbifiques, pouvant, malgré les apparences les plus séduisantes, n'avoir pas été absolument vaincues, & l'abondance, comme le mauvais choix de la nourriture dans des estomacs débilités & dans une multitude d'autres cas, n'occasionnant que trop souvent des rechutes ou la génération d'une maladie nouvelle.

I I.

SERONT exacts les Professeurs ou leurs Représentans, à tenir un registre de l'entrée & de la sortie des animaux qui seront envoyés dans les Hôpitaux des Écoles, & ils se conformeront à cet égard aux dispositions de l'article VIII, Titre XIII, première partie.

III.

Ils ne permettront jamais que des animaux guéris ſortent des Hôpitaux ſans qu'on en ait averti les Régiſſeurs.

IV.

Sa Majesté n'ayant eu dans l'établiſſement des Écoles que des vues de bienfaiſance, ils y recevront gratuitement les animaux des pauvres Cultivateurs voiſins de ces mêmes Écoles, pourvu qu'ils y apportent la nourriture néceſſaire.

V.

Il leur ſera expreſſément enjoint de rendre compte tous les deux ou trois jours aux Directeurs, de la ſituation des animaux qu'ils traiteront, afin que ceux-ci puiſſent être de leur côté exacts à en inſtruire auſſitôt les Propriétaires.

VI.

Tous les animaux ſeront déſignés dans les Hôpitaux par une ſuite de numéros différens & non répétés, écrits au-deſſus de chacune des places qu'ils occuperont, non-ſeulement à l'effet de les tous diſtinguer facilement dans l'univerſalité des écuries, mais pour abréger & ſimplifier les ordonnances que les Profeſſeurs ou les Chefs dicteront pour chacun d'eux, ainſi qu'il a été dit article XII du Titre X, lors des panſemens & des viſites, ſoit en ce qui concerne les médicamens à leur adminiſtrer, ſoit en ce qui regarde le régime fixé dans la forme preſcrite article IX, Titre XIII, première partie.

VII.

Le regiſtre journalier dont il eſt parlé dans ledit article, ſera mis entre les mains des Délivreurs ou des Chefs prépoſés pour aſſiſter à la diſtribution qui ſera faite des fourrages, ſon, avoine, &c. Quant aux ordonnances qui regarderont la Pharmacie, elles y ſeront portées par des Élèves ſédentaires ou de ſervice aux Hôpitaux, & donnés au Profeſſeur ou à ſes Repréſentans, ceux-ci devant faire ſur le champ procéder par leurs Élèves de ſervice à toutes les préparations & compoſitions indiquées. Ces mêmes Élèves des Hôpitaux ſeront enſuite tenus d'aller les y recevoir à l'effet de les adminiſtrer ſuivant les vues du Profeſſeur, après quoi ils rapporteront les vaſes & les uſtenſiles, ainſi que la table dont il a été parlé, articles XV & XVI du Titre X, & les rubans, portions de toile, bandages, &c. à peine d'en répondre en leur propre & privé nom.

VIII.

DÉFENSES aux Élèves ſédentaires, de s'abſenter des Hôpitaux, ſous quelque prétexte que ce ſoit, ſans une permiſſion expreſſe du Profeſſeur ou des Chefs. Ils ne pourront pareillement ſortir & faire ſortir des écuries aucuns malades ni les promener, ſi le Profeſſeur ou les Chefs ne leur ont ordonné, & ils ſe conformeront alors aux heures & à la durée preſcrite de la promenade qu'ils n'étendront point au-delà des limites aſſignées, à peine d'être très-ſévèrement punis.

IX.

COMME ils doivent s'acquitter eux-mêmes des panſemens ſous les yeux du Profeſſeur ou des Chefs, ils ſeront tenus de ſe pourvoir des inſtrumens qui leur ſeront néceſſaires, tels que des pinces à anneaux, des flammes, des biſtouris, des ciſeaux de différente eſpèce, des inſtrumens à ferrer en cas de maladie des pieds, les Écoles ne devant point leur en fournir. Ils auront auſſi attention à ne pas conſommer inutilement des étoupes, des drogues, des bandages, des ligatures, &c. car la valeur de tout ce qu'ils auront détérioré ou perdu ſera retenue ſur leur prêt.

X.

POURRONT aſſiſter aux viſites & aux panſemens ceux des Élèves qui n'étant point ſédentaires aux Hôpitaux, en auront obtenu l'agrément de leurs Profeſſeurs particuliers, & cet agrément ne ſera donné qu'aux Élèves qui témoigneront pour la partie qu'ils étudient le plus de zèle & d'application. Dès que les panſemens ſeront terminés, ils rentreront dans les lieux de leur inſtruction.

X I.

ON choiſira chaque jour deux Élèves dans la totalité de ceux qui ſeront dans chaque École, pour veiller & paſſer la nuit dans les Hôpitaux, & pour adminiſtrer aux animaux dont les maladies exigeront des fécours fuivis, les médicamens qu'ils feront chargés de leur donner. Leur fervice s'étendra à l'examen des animaux les uns après les autres dans les différentes écuries, à prendre garde à ce qu'ils foient tous attachés de manière à pouvoir fe coucher, qu'il n'y en ait aucuns de pris dans les longes & dans les barres, que les lampes ne s'éteignent point, qu'il n'arrive aucun incendie, non-feulement dans les Hôpitaux, mais encore dans l'École entière, ils ne quitteront enfin jamais leur pofte fans avoir réveillé & fait lever les Palefreniers, & remis aux Profeffeurs ou aux Chefs la note de tout ce qui fe fera paffé pendant la nuit.

XII.

LORSQU'IL y aura des animaux atteints de maladies graves, outre ce fervice exécuté tour-à-tour par les Élèves, il y en aura de fédentaires qui veilleront encore eux-mêmes pour foigner ces malades la nuit comme ils doivent les foigner le jour, fauf à les remplacer par d'autres fédentaires, à l'effet de les laiffer jouir du repos dont ils auront befoin.

XIII.

XIII.

DANS des circonſtances urgentes, en cas d'évènement preſſant, les Élèves de garde la nuit, ſoit les ſédentaires, ſoit les autres, réveilleront les Profeſſeurs ou les Chefs, ou même les Directeurs ſi le cas l'exige.

XIV.

DÉFENSES à tous les Élèves quelconques, de s'aſſeoir dans les Hôpitaux ſur les bottes de fourrages, d'y fumer, de s'y attrouper, d'y chanter, d'y boire, à peine d'être très-ſévèrement punis.

TITRE XIII.

Devoirs des Palefreniers.

ARTICLE PREMIER.

L'ASSIDUITÉ dans les écuries, la propreté de ces lieux, celle des cours, le ſoin de panſer de la main les divers animaux & les chevaux, conformément à l'inſtruction qui ſera imprimée & affichée dans les écuries, d'aſſiſter aux heures réglées à la diſtribution des fourrages, d'en alimenter les malades ſuivant les ordonnances des Profeſſeurs ou des Chefs des Hôpitaux, de charger les fumiers ſur les charrettes, de les ranger dans les endroits où ils ſeront dépoſés, de tenir toujours leurs écuries pourvues d'eau, d'allumer les lampes aux heures preſcrites, de les placer de manière qu'il n'y ait aucun danger pour le feu, de faire les litières, d'attacher tous les ſoirs les longes des licous aux auges, d'en fixer tous les matins une aux fuſeaux des rateliers, à moins qu'il ne leur ſoit autrement ordonné, &c. ſeront autant de points auxquels les Palefreniers ne pourront manquer de ſatisfaire ſans encourir une amende qui ſera miſe en réſerve pour en récompenſer ceux qui d'entr'eux rempliront le plus exactement leurs devoirs.

I I.

ILS ne quitteront jamais tous à la fois les Hôpitaux : il y en aura toujours deux de garde aux heures des repas ; ces heures ſeront celle de midi juſqu'à une heure, & de huit heures du ſoir juſqu'à neuf, qui ſera auſſi celle où chacun d'eux doit être retiré, à peine de trente ſous d'amende pour la première fois, de trois livres pour la ſeconde, & d'expulſion des Hôpitaux & des Écoles pour la troiſième.

III.

Ils auront ſoin d'avertir les Profeſſeurs, leurs Repréſentans & les Élèves ſédentaires, des moindres circonſtances qui pourroient porter atteinte aux malades & à leur guériſon, de leur déſigner ceux qui refuſeront de boire & de manger, ceux qui ſe feront bleſſés par un accident quelconque ; & dans le cas où ils montreroient la plus légère négligence à cet égard, ils ſeront condamnés à une amende qui ſera toujours proportionnée à leur faute, & qui, comme toutes celles qu'ils auront encourues, ſera miſe en particulier pour être employée, ainſi qu'il a été dit, article I.er du préſent Titre.

IV.

Ils ne ſortiront jamais aucun animal de leur écurie qu'en la préſence des Profeſſeurs ou des Chefs, lors même que les Élèves sédentaires & les Propriétaires de ces animaux le leur ordonneroient.

V.

ENFIN le Palefrenier chargé de l'écurie réservée aux animaux affectés de maladies contagieuses, n'entrera jamais, sous quelque prétexte que ce soit, dans les autres écuries, à peine d'être chassé sur le champ.

TITRE XIV.

Bandages, Opérations.

ARTICLE PREMIER.

CE ne seroit point encore assez des lumières acquises par les Élèves sédentaires aux Hôpitaux dans le cours qui leur aura été fait des maladies internes & externes, & dans l'examen du traitement des unes & des autres. Ils ont dû voir qu'elles ne diffèrent entr'elles que par la difficulté de s'assurer du genre & du caractère des premières dont des symptômes plus ou moins apercevables & plus ou moins concluans sont les indices : qu'elles ont une même marche ; que toute inflammation, par exemple, fixée sur un viscère ne peut être susceptible que des mêmes suites d'une inflammation extérieure ; que les noms que l'on donne alors aux maladies, ainsi que la différence de leur siége, n'empêchent pas qu'elles ne soient d'une même nature, &c. Mais il est entre la Chirurgie vétérinaire médicale une Chirurgie vétérinaire manuelle, & c'est par l'étude & l'exercice de celle-ci que les Élèves apprendront à se servir du fer & du feu, à se distinguer du commun des Artistes par l'application méthodique & prudente des instrumens & de la main, & enfin à user de cette hardiesse industrieuse & éclairée qui seule peut suppléer dans une foule d'occasions à l'impuissance très-fréquente des médicamens, & qui l'emporte sur tous les efforts que suggere inutilement la partie scientifique de l'Art dès que le secours des opérations lui manque.

I I.

LA routine est une habitude de procéder par imitation & d'après ce qu'on a vu faire, la vraie pratique est fondée sur des principes.

Il en eſt ici de généraux & de particuliers. On développera d'abord dans ce cours les premiers, ſoit ceux qui ont trait aux opérations, ſoit ceux qui ont trait aux panſemens, aux appareils & aux bandages.

Par rapport aux opérations on fera ſentir aux Élèves combien il eſt eſſentiel de s'attacher à la conſidération de l'état du ſujet à opérer, de la nature de la maladie, des cauſes & des effets dont elle peut être compliquée, du défaut de toute autre reſſource que celle à laquelle on ſe propoſe de recourir, de la manière dont on peut entreprendre l'attaque, ſi les maux à combattre permettent plus d'un moyen, du temps & du lieu les plus convenables, ſi la circonſtance eſt telle qu'elle laiſſe la liberté du choix, de la ſtructure anatomique de la partie ſur laquelle on ſe propoſe d'agir, de la célérité, de l'adreſſe & de la ſûreté néceſſaires en opérant, &c.

Par rapport aux panſemens, on leur expliquera les raiſons de la néceſſité de les exécuter avec promptitude, avec propreté, avec ordre, avec légèreté, & les inconvéniens qui réſultent de l'omiſſion des unes & des autres de ces conditions; on les instruira aussi des cas où ils doivent être fréquens ou plus ou moins rares, &c.

En ce qui concerne les appareils, après leur avoir désigné les matières dont on use communément à cet égard, on leur fera former des *bourdonnets*, des *tentes*, des *mèches*; des *plumaceaux*, des *étoupades*, des *compresses*, des *bandes*, des *éclisses*, &c. D'après la description qu'on leur aura faite de la figure de ces différentes pièces; on leur en apprendra l'usage, ainsi que le danger de leur emploi dans tels & tels cas, la préférence que celles-ci méritent sur celles-là dans tels & tels autres, &c.

De ces détails on passera à ceux de la composition des bandages les plus fréquens & les plus usités. Dès qu'on en aura fait tailler un certain nombre aux Élèves, ils auront bientôt une idée suffisante de tous. On en viendra ensuite aux moyens d'assujettir les chevaux & les bœufs dans le *Travail* propre à chacun d'eux, d'abattre au besoin le premier, & même l'un & l'autre, de s'assurer de tous les deux de manière à ne rien craindre de leurs mouvemens au moment des opérations qu'on peut être dans l'obligation de leur faire éprouver, ſauf, en ce qui regarde les autres animaux que l'homme peut maîtriſer plus aiſément, à attendre les circonſtances pour éclairer les Apprentis-artiſtes ſur les différentes ſituations dans leſquelles ils pourront les placer à l'effet d'exercer leur main ſur eux avec une entière liberté.

III.

L'INTELLIGENCE des Élèves frappée des uns & des autres de ces points, on entreprendra la démonſtration de chaque opération particulière, en commençant par celles qui ſont les plus fréquentes dans la pratique, telles que la ſaignée ou l'ouverture des différens vaiſſeaux des animaux, ſoit quadrupèdes, ſoit volatils, l'ouverture des tumeurs, les diverſes actions manuelles applicables à la bouche & aux pieds, à l'exception de la ferrure; la cautériſation, les ſutures les plus ordinaires, la réduction des parties molles, celle des parties dures, l'amputation de la queue à faire de différentes manières; & l'on terminera ce cours par les opérations majeures & les plus rares, telles que la fiſtule à l'anus, la ligature des artères intercoſtales, la lithotomie, l'opération céſarienne, le trépan ſur différentes parties, les ponctions à l'abdomen, à la veſſie urinaire, à l'eſtomac du cheval, à la panſe du bœuf, à la poitrine, &c. la bronchotomie, l'hyovertébrotomie, &c.

I V.

ON n'enviſagera dans chaque démonſtration qu'une ſeule & unique opération. Le manuel en ſera toujours raiſonné, c'eſt-à-dire, qu'on éclairera les Élèves ſur la nature de la maladie, ſur l'impoſſibilité de la guérir par toute autre méthode, ou ſur la longueur & l'incertitude de la cure par toute autre voie, ſur les vues que l'on ſe propoſe en opérant, ſur la manière de placer l'animal à opérer, ſur les raiſons qui déterminent à employer tels & tels inſtrumens ou à en préférer d'autres, comme le fer au feu, & le cautère actuel au cautère potentiel; ſur les noms qu'on leur donne, ſur la forme qu'ils doivent avoir & qui peut être la plus propre à la diſpoſition de la partie & à la facilité de l'exercice de la main, ſur l'endroit où l'on doit agir immédiatement, ſur la néceſſité du choix de ce même endroit, vu la crainte de l'offenſe que l'on pourroit faire à quelques vaiſſeaux eſſentiels ou à quelques parties nerveuſes, tendineuſes, aponévrotiques, ſur la direction à donner à l'inſtrument qui doit pénétrer dans la partie lorſqu'un ſemblable danger eſt à redouter ou lorſque cette partie eſt muſculeuſe, &c. Ces leçons ſeront données à meſure de chaque action que l'on fera pour compléter l'opération qui ſera toujours dans la première démonſtration pratiquée par les Profeſſeurs. Ils ſe feront enſuite repréſenter tout ce qu'ils auront ordonné de préparer auparavant pour le panſement, ils l'exécuteront eux-mêmes en rendant compte des motifs qui les portent à mettre tel & tel appareil, à l'aſſujettir par tels & tels moyens, &c. & ils finiront par l'indication du régime auquel ſera ſoumis l'animal, ſuivant l'importance & la gravité de la maladie & les effets que les douleurs pourront ſuſciter en lui.

V.

On ne paſſera à aucune autre démonſtration que lorſque les Élèves auront pratiqué tour-à-tour, ſous les yeux des Profeſſeurs, dans les ſéances ſuivantes, l'opération à laquelle ils auront aſſiſté. On les interrogera ſur tout ce qu'on leur aura fait obſerver, ſur les règles différentes qu'on leur aura tracées, & auxquelles on ſe ſera conformé en leur préſence, ſur les parties qu'on auroit pu atteindre & bleſſer ſi l'on ne s'en étoit écarté de telle & telle façon, ſur le trajet & la poſition de ces mêmes parties, &c. & ceux qui répondront avec le plus de ſagacité étant munis des inſtrumens, & procédant les premiers à la répétition de la choſe démontrée, il eſt à croire que les Élèves les moins intelligens, inhabiles, gauches, mal-adroits, pourront, après avoir été pluſieurs fois imbus des principes, & témoins d'un même procédé, ſurmonter les difficultés naturelles qui les arrêtent.

TITRE XV.

Forges, Ferrure.

ARTICLE PREMIER.

UNE longue activité dans les forges, une constance à toute épreuve dans le maniement du fer, telles sont les conditions auxquelles on peut acquérir insensiblement l'adresse & la justesse du coup-d'œil si nécessaires dans l'opération dont il s'agit, que sans elles il est de toute impossibilité d'exécuter ce que la théorie exige de la pratique dans cette branche importante & absolument inséparable de l'Art. Les succès des Élèves dépendant donc ici d'une grande habitude, & le travail de la main devant par conséquent précéder de plus ou moins loin à cet égard selon le degré d'aptitude des uns & des autres, le travail de l'esprit, on établira dans chaque École une forge d'étude particulièrement destinée à dégrossir les Élèves & à former leurs bras à cet exercice dur & pénible.

II.

Les Élèves désignés par les Directeurs, & choisis parmi ceux qui n'auront eu aucune teinture ou qu'une légère notion de cette partie, passeront tour-à-tour & en un certain nombre, une semaine dans cet atelier ; c'est-là que le Professeur, des Chefs ou des Sous-chefs feront la démonstration de la construction de l'âtre qu'on appelle en général du nom de *forge*, des soufflets & de leurs dépendances, de la forme la plus convenable aux enclumes, de la manière de distinguer celles qui n'ont été que jetées de celles qui ont été forgées, des instrumens qui doivent être toujours placés sur l'âtre, tels que les *tisonniers*, la *pelle*, l'*écouvette*, les *tenailles à mettre au feu* & les *tenailles à main justes* ou *goulues ;* de ceux qui doivent être dans chaque forge, tels que les différens *marteaux*, la *tranche*, l'*étampe*, le *poinçon*, des usages des uns & des autres, &c.

III.

A cette démonstration succédera celle des moyens de discerner les bonnes & les mauvaises qualités du fer ; on y ajoutera des instructions sur les noms donnés à chaque partie d'un fer forgé, tels que ceux de face inférieure, supérieure, de voûte, de pince, de mamelle, de branches, d'éponges, d'étampures, de crampons, poinçons, &c. On enseignera ensuite ce que c'est qu'un loppin coupé à la barre ou tiré de vieux fers, ce qu'on entend par chaudes, quels sont les différens degrés de chaleur requis selon les cas, &c.

On montrera la manière de couper un loppin, de plier celui qu'on nomme communément dans les boutiques *loppin bouru*, de remplir de quartiers ou de petits morceaux de fer étirés & aplatis l'intérieur de la couverture de celui-ci, après quoi & lorsque l'un ou l'autre de ces loppins sera présenté aux Élèves sur la table de l'enclume, armés tour-à-tour du marteau à battre devant, ils frapperont de façon à aider à l'alongement & à l'élargissement du fer, &c. selon que cet exercice leur sera profitable, on les conduira plus loin. On leur fera observer comment l'Artiste, saisi de la tenaille & du ferretier, s'y prend d'abord pour ébaucher une première branche, pour ſe ménager les moyens de former des crampons, pour donner à cette même branche la courbure requiſe, pour la refouler, pour en façonner le deſſus, le deſſous, les rives extérieures & intérieures, ſoit ſur le bras rond, ſoit ſur le bras quarré, pour étamper, pour former la ſeconde branche, pour étamper celle-ci, pour rapprocher le fer de la forme que ce dernier travail peut avoir altérée, pour contre-percer, pour approprier les éponges, pour lever des crampons, ſoit ſur le bras rond ou quarré, ſoit ſur la table de l'enclume, pour donner l'ajuſture convenable, &c. & ils s'efforceront d'imiter ce qu'ils auront vu faire, toujours ſecourus des avis du Profeſſeur ou des Chefs.

I V.

DÈS qu'ils ſeront parvenus ſous leurs yeux à agir avec une ſorte de facilité, ils quitteront la forge d'étude pour paſſer auſſi, chacun tour-à-tour, une ſemaine à la forge de pratique dans laquelle ils trouveront des modèles de toutes ſortes de fers. On les leur fera forger ſucceſſivement, à commencer par les fers ordinaires des pieds de devant & de derrière, les fers à lunette, à demi-lunette, couverts, mi-couverts, génetés, à pantoufle, tronqués, prolongés, briſés, &c. & en finiſſant par la planche, la florentine & autres fers propres aux mulets, & enfin par ceux qui ſont deſtinés aux bœufs. On les rectifiera enſuite dans le travail des uns & des autres de ces fers par la démonſtration des dimenſions que chacun d'eux doit avoir, & des proportions relatives de chacune de leurs parties ; on les leur fera reforger autant de fois qu'il ſera néceſſaire d'après les principes énoncés dans cette démonſtration ; ainſi, par exemple, s'agira-t-il du fer ordinaire de devant, on exigera d'eux que ſa longueur totale ſoit quatre fois la longueur de la pince, meſurée de ſa rive antérieure entre les deux premières étampures à ſa rive poſtérieure ou à la voûte ; que la diſtance de la rive externe de l'une & l'autre branche, cette meſure priſe entre les deux premières étampures en talons, ſoit trois fois & demi cette longueur, & que ſa moitié ſoit la dimenſion de la

couverture

couverture des éponges à leur extrémité la plus reculée, que l'épaiſſeur du fer dans toute ſon étendue ſoit un quart de la longueur de la pince, que la moitié de la longueur de la pince, plus l'épaiſſeur du fer ſoit la juſte meſure du centre d'une étampure au centre d'une autre, &c. & ainſi de ſuite en ce qui concerne tous les autres fers adoptés dans la pratique : on leur déſignera les moyens de s'aſſurer avec préciſion de la juſteſſe de toutes les dimenſions preſcrites ; & juſqu'à ce qu'ils s'y ſoient conformés dans la fabrication du fer qu'on leur aura ordonné de forger, ils ne pourront entreprendre d'en travailler un autre.

V.

LES Élèves qui, avant d'entrer dans les Écoles, auront acquis quelque routine dans les boutiques, n'en feront pas moins nommés tour-à-tour & également par ſemaine, à l'effet de recevoir les leçons que l'on donnera dans cette forge, & même les Directeurs auront l'attention de leur déſigner d'abord la forge d'étude pendant un certain temps pour qu'ils puiſſent profiter des premières démonſtrations dont on a parlé article I.er du présent Titre.

VI.

Il sera permis, sous le bon plaisir des Directeurs, à un certain nombre d'Élèves, dans un temps où ils ne seront point de semaine aux forges, de mettre à profit leurs heures de récréation pour travailler dans l'une & dans l'autre de celles-ci ; bien entendu que ceux qui n'auront point encore été jugés capables de passer à celle de pratique, ne pourront être admis que dans celle d'étude, & que tous se comporteront dans ces ateliers comme ils le doivent.

VII.

Les dernières instructions qu'on recevra dans la forge de pratique, auront pour objet, 1.° les instrumens propres & particuliers en usage dans la ferrure, tels que le brochois, le boutoir, les triquoises, la rape, le rogne-pied & le repoussoir ; 2.° la manière de s'en servir pour déferrer, pour nettoyer le pied, pour parer l'ongle de manière à faire porter également par-tout le nouveau fer qu'on se propose d'y attacher, pour brocher, pour river, &c. & à meſure que l'on parlera de chaque manœuvre, on détaillera les règles qui y auront rapport.

VIII.

LES Élèves qui auront acquis ces différentes lumières, ſeront tenus de s'exercer ſur des pieds de différens chevaux morts, à l'effet de commencer à s'habituer à la pratique de cette opération ſans aucun danger, & de ſe préparer à l'effectuer ſûrement & avec adreſſe ſur des chevaux vivans.

IX.

NULS ne ſeront ſédentaires à la forge de ferrure qu'ils ne l'aient été dans les Hôpitaux, & qu'ils ne ſe ſoient fortifiés dans les deux premières forges au point de démontrer eux-mêmes aux autres ce qui leur aura été enſeigné. Ici on les conduira à la ſcience des vrais principes qui ſont la baſe de cette opération, 1.° par la connoiſſance des beautés & des difformités extérieures de l'ongle; 2.° par celle de ſa compoſition, de ſon mécaniſme & des loix de la nutrition, de l'accroiſſement & de la reproduction de cette partie ; 3.° par celle des effets qu'éprouvent les différentes portions des extrémités du cheval à raison de son poids dans sa station, & de son poids & des efforts des muscles dans sa marche. Ils seront aidés dans l'étude du premier de ces objets, non-seulement par les documens du Professeur, mais par l'inspection des sabots différens qu'on aura rassemblés & qui seront doués, les uns de toutes les perfections, & les autres de toutes les défectuosités possibles : dans l'étude du second, par la dissection du pied même. Tout ce que contient cette espèce de boîte dans laquelle l'os du pied se trouve renfermé, sera mis successivement sous leurs yeux, ainsi que les particularités qu'on y observe. On les convaincra de tous les résultats de chacune des parties qui, par leur correspondance & par leur concours, font du pied de l'animal un organe parfait, & sur-tout de la vérité & de l'utilité essentielle de la distinction de l'ongle en partie vive, qui est la seule dans laquelle s'opèrent la nutrition & l'accroissement, en partie demi-vive qui ne reçoit que par transſudation la portion la plus ſubtile de la lymphe, & en partie morte qui eſt cette portion deſſéchée, la première qui s'offre au boutoir de l'Artiſte. Enfin, le ſecours qu'ils tireront d'une machine conforme dans les proportions & dans les articulations aux extrémités du cheval, leur facilitera le moyen de juger du plus ou moins de reſſerrement ou du plus ou moins d'ouverture des angles formés par telle & telle partie du membre dans tel ou tel inſtant du repos, comme dans tel & tel moment de l'action, & les raiſons d'opérer dans la ferrure, ſoit qu'il s'agiſſe de la ſeule conſidération du pied, ſoit qu'il s'agiſſe de celle du corps & des colonnes qui le ſupportent, ſeront étayées de tous les principes conſéquens à ces diverſes démonſtrations.

X.

LES Élèves s'efforceront enſuite de les rapporter à la pratique ſous les yeux des Profeſſeurs ou des Chefs auxquels ils rendront compte, comme ils ſe le rendront à eux-mêmes, des vues qu'ils auront dans toutes les ferrures qu'ils entreprendront, de quelque ſorte de pied dont il ſoit queſtion & quelle que puiſſe être la ſtructure de l'animal, les directions détournées de ces extrémités, la fauſſeté dans les abouts des pièces qui les compoſent, &c. & on obſervera toujours exactement ſi ces Artiſtes, chargés de la ferrure dans les Écoles, exécutent avec zèle & avec attention ce qui leur aura été preſcrit, & s'ils raiſonnent, comme ils doivent le faire, cette opération.

TITRE XVI.

Police des Forges.

ARTICLE PREMIER.

DEUX Élèves choiſis parmi ceux qui ſeront de ſemaine dans chacune des forges d'étude & de pratique, ſeront nommés à l'effet de les deſſervir, de les balayer tous les ſoirs, de garnir les foſſes de charbon qu'ils auront ſoin d'humecter, de remplir d'eau propre les baquets & les ſeaux, d'entretenir les inſtrumens en état, de les ranger aux lieux où ils doivent être, de ſuſpendre les soufflets, de ramasser les caboches, de les mettre dans le tonneau ou dans l'endroit destiné à cet effet, &c.

II.

DEUX des Élèves sédentaires, nommés aussi tour-à-tour, seront pareillement tenus de ces devoirs dans la forge de ferrure.

III.

CES Élèves veilleront dans ces divers ateliers aux dégâts que les autres pourront y faire du fer, à ce qu'aucun n'en emportent & n'en recèlent, à ce que nul ne se forge des instrumens, soit de l'Art, soit de toute autre nature, à ce que ceux des forges ne soient jamais déplacés, à ce que les fers de commande & de modèle ne soient point enlevés, ces fers devant être absolument déposés dans la chambre des Professeurs, à ce qu'on ne casse point les vitres, à ce qu'aucuns des effets des forges, dont l'état sera écrit sur un tableau dans chacune d'elles, ne soient détournés, &c. & dans le cas de quelque contravention, de quelques détériorations & de quelque perte, les Élèves de chaque forge en seront responsables en leur propre & privé nom, & on leur retiendra ſur leur prêt la valeur des dommages ſoufferts, à moins que les coupables ne ſoient connus.

I V.

LES Élèves qui remplaceront à leur tour ceux-ci, n'accepteront ce ſervice qu'autant que les forges auront été miſes dans l'état de propreté convenable, & qu'ils auront vérifié ſi tous les effets décrits dans le tableau dont on vient de parler exiſtent, & ils rendront compte aux Profeſſeurs de ce qui pourroit manquer.

V.

DÉFENSES aux Élèves qui n'auront pas été nommés pour s'exercer dans les forges d'étude & de pratique, d'entreprendre de forger dans cette dernière & dans celle de ferrure, ſous peine d'être ſévèrement punis. Permis à ceux, dont il a été parlé article VI du Titre précédent, de ſe rendre à celle d'étude aux heures de récréation.

V I.

TOUS les Élèves de ſemaine, dans la

première & la seconde forge pendant le cours de la résidence qu'ils y feront, ne sortiront point les jours de congé, ainsi qu'il a été expliqué article IX, Titre IX, première partie.

VII.

On nommera tous les jours deux des Élèves de semaine à la forge d'étude, qui seront chargés d'étirer les bouts de fer & de former des quartiers, & même les Directeurs convertiront ce travail en une sorte de corvée, c'est-à-dire, que quand ils auront à punir des Élèves de quelques fautes, ils les y condamneront pendant un certain nombre de jours de congé, en fixant le nombre des quartiers qu'ils auront à former chacun de ces jours & en le proportionnant à la gravité de la faute commise, toute punition qui peut tourner à l'instruction devant être préférée à toute autre.

VIII.

Les Professeurs & les Chefs, dans leur absence, se conformeront à tout ce qui est prescrit ici, tant en ce qui concerne l'instruction qu'en ce qui regarde la discipline,

& ils feront attentifs à tenir les Directeurs toujours informés de ce qui fe paffera dans les différentes forges, foit du côté de la conduite, foit du côté des progrès des Élèves.

IX.

En exécution des difpofitions contenues article XV, Titre XIII, première partie, les Profeffeurs auront un regiftre de tous les achats de charbon de terre, fer à forger, clous, &c. & toutes ces provifions, ainfi que les inftrumens néceffaires dans chaque atelier, feront par eux renfermés & tenus fous la clé. Ils auront pareillement un regiftre des différentes ferrures faites aux animaux appartenans à différens particuliers; tous les mois ils en remettront un état aux Régiffeurs avec le montant des fommes qu'il auront touchées, ceux-ci devant faire le recouvrement des fommes dûes.

TITRE XVII.

Concours, distribution de Prix.

ARTICLE PREMIER.

DES témoignages de la satisfaction des Maîtres sont, sans doute, un motif d'émulation pour les Élèves; mais un pareil encouragement n'égale point encore celui que donnent d'une part des suffrages publics, & de l'autre des récompenses : tel est aussi l'objet qu'on se proposera dans l'établissement des concours qui auront lieu dans les Écoles, ainsi que dans les distributions des Prix qu'on y décernera. Non-seulement on aura l'avantage de voir les Élèves redoubler de zèle à proportion de leur sensibilité & de l'émotion plus ou moins vive qu'exciteront en eux les applaudissemens; mais ces sortes de combats, livrés au milieu d'une assemblée plus ou moins nombreuse & toujours respectable, en les habituant à faire eux-mêmes des démonstrations de ce qu'ils sauront, les soulageront peu-à-peu du fardeau pénible de l'embarras qui naît ſouvent dans des hommes très-inſtruits d'une timidité naturelle qu'il eſt toujours très-eſſentiel de s'efforcer de vaincre.

I I.

Ce ſeroit en impoſer groſſièrement aux perſonnes qui honoreront ces concours de leur préſence, & tromper de la manière la plus abſurde les Élèves mêmes, que de prévenir chacun d'eux ſur ce qu'ils auront à dire, à répondre, à démontrer. Ici il n'y aura aucun argument communiqué & préparé; tout, quelle que ſoit la matière que l'on ſe propoſera de traiter, y ſera de rigueur. Celle qu'on enviſagera dans chaque concours, ſera diviſée ſelon le nombre des Élèves admis à être entendus, & contenue toute entière dans un nombre égal de billets ſéparés, ainſi nul ne ſera jugé capable de concourir, s'il n'eſt en état de rendre compte du total ou de l'Oſtéologie, ou de la Miologie, ou des Viſcères, dans la diſcuſſion deſquels il s'agira d'entrer, ou de la Matière médicale interne, externe, &c.

III.

QUELQUE précieuſe que ſoit la mémoire, & quelqu'importance qu'il y ait à cultiver celle des jeunes gens que l'on aura à former, on diſtinguera toujours ceux en qui le ſeul ſouvenir des deſcriptions & des mots pourroit tenir lieu de ſavoir, de ceux dont l'intelligence aura été véritablement frappée des choſes ; & ceux-ci ſeront les ſeuls qui paroîtront dans les concours, attendu que les ſeules parties de l'Art, ſuſceptibles de démonſtration, en ſeront toujours les uniques objets.

IV.

CHACUN des billets, dont il a été parlé article II, ſera numéroté par 1, 2, 3, &c. ſelon l'ordre de la matière, à l'effet de ſoulager l'aſſemblée de l'ennui que pourroit lui cauſer la confuſion qui réſulteroit infailliblement du défaut de ſuite dans les explications à donner & à entendre.

V.

CES ſéances ſeront préſidées, dans l'École de Paris, par le Miniſtre & Secrétaire d'État, dans le département duquel feront les Écoles. Le Directeur général fera tenu de le fupplier d'y affifter, & prendra fes ordres à cet égard. Dans les Écoles de Province, elles feront préfidées par M.rs les Commiffaires départis, qui indiqueront aux Directeurs particuliers le jour qu'il leur plaira de choifir, après quoi on enverra les billets d'invitation néceffaires.

V I.

LA table de la falle de l'affemblée fera garnie d'un nombre fuffifant de liftes ou d'états contenant les noms des Élèves militaires cafernés admis au concours, ceux des Élèves provinciaux qui doivent s'y montrer, & celui des généralités auxquelles ils appartiendront, ou des Protecteurs particuliers qui feront les frais de leur éducation.

V I I.

LES billets dont il a été fait mention, articles II & IV, feront remis, cachetés & fous enveloppe, à M.rs les Préfidens. On fera enfuite un appel des contendans. Ceux-ci viendront en tirer chacun un à mefure qu'ils ſeront nommés, à moins qu'il ne plaiſe au Miniſtre ou à M.[rs] les Commiſſaires départis, de leur remettre celui qu'ils jugeront à propos. Et pour que ces billets ne ſoient nullement changés & ne paſſent pas d'une main dans une autre, comme cela pourroit arriver, le Directeur général & les Directeurs, écriront, à côté des numéros écrits ſur les enveloppes, le nom des Élèves qui les auront tirés, ou auxquels M.[rs] les Préſidens les auront donnés, & ils les leur diſtribueront à fur & à meſure en commençant par les numéros 1 & 2, & ainſi de ſuite. Celui qui aura eu le numéro 2 interrogera celui qui aura eu le numéro 1, & celui qui aura eu le numéro 1 interrogera enſuite celui qui aura le numéro 2, & ces concurrens ſe reprendront mutuellement des fautes qu'ils pourront commettre, & de toutes les erreurs qu'ils pourroient faire dans leurs démonſtrations.

VIII.

S'IL s'agit d'un concours concernant la Zootomie, les Élèves ne parleront d'aucunes parties & d'aucunes circonſtances & dépendances de ces parties, qu'ils ne les indiquent aux Spectateurs : ils en uſeront de même dans les concours ſur l'extérieur des animaux, & principalement dans celui qui regardera la connoiſſance particulière & approfondie du cheval : dans ceux de Matière médicale interne & externe, ils tireront d'un faiſceau formé de Simples indiſtinctement confondues, & d'une boîte remplie de différentes autres ſubſtances médicinales, toutes celles qu'ils déſigneront comme tempérantes, abſorbantes, deſſicatives, maturatives, &c. & ils en expliqueront les effets en expoſant les cas où elles ſont indiquées & contr'indiquées, &c. Dans le concours de Pharmacie, ils préſenteront à l'aſſemblée les différentes préparations officinales qu'ils auront faites, ils rendront compte de ce qu'ils auront appris dans le cours qui leur en aura été fait, & ils formuleront les préparations magiſtrales qu'ils ordonneroient dans tels & tels cas, &c. Dans les concours de Ferrure, ils exhiberont les fers de modèle qu'il leur aura été enjoint de forger, ils en expliqueront les uſages, ainſi que l'application que l'on doit en faire ſelon les circonſtances; enſuite ils ferreront eux-mêmes les chevaux qui leur ſeront encore échus par le ſort, & qui, tous, auront été choiſis parmi ceux dont les pieds préſenteront le plus de difficultés & le plus de complications. Enfin dans le concours des opérations, le ſort décidera pareillement de celles qu'ils auront à faire: ils s'étendront ſur les maladies qui peuvent donner lieu à celles qu'ils auront à pratiquer, après quoi ils opéreront d'après les leçons qui leur auront été données, & comme s'ils avoient à enſeigner eux-mêmes.

I X.

Les Prix à décerner, conſiſteront dans une trouſſe d'inſtrumens propres à l'exercice de l'Art, de la valeur de cinquante livres: en ce qui concerne les concours de ferrure & d'opérations, les Élèves couronnés auront une trouſſe du prix de cent livres, en outre cinquante livres en argent & une chaîne d'or avec une médaille ſuſpendue à cette même chaîne; chaque médaille ſera en argent, & entourée d'une ſertiſſure d'or. Celle du Prix de la ferrure ſera différente de celle qu'on donnera dans les concours des opérations, en ce que sur un des revers il y aura un fer à cheval, & que sur le revers de celle des opérations sera une flamme. Nul Élève, au surplus, ne pourra obtenir la première qu'autant qu'il se sera mis en état de mériter l'autre, & en attendant il n'y aura que la chaîne qui lui sera délivrée : cet arrangement pouvant obvier à ce que des Élèves qui auroient obtenu le premier de ces Prix, ne se négligent quand il s'agira d'obtenir & de mériter l'autre.

X.

LES familles des Élèves qui seront sortis des Écoles avec l'une de ces marques distinctives ou avec toutes les deux ensemble, seront tenues de renvoyer au Directeur général, en cas de mort des Élèves, les chaînes & les médailles, & la valeur leur en sera restituée en argent.

XI.

COMME il pourra arriver que les occupations du Ministre & celles de M.rs les Commissaires départis ne leur permettront pas toujours d'assister à ces concours, & que d'ailleurs leur fréquence pourroit fatiguer le Public, il ſera libre, au bout d'un certain temps, de s'en tenir à la diſtribution des premiers de ces Prix, d'après des interrogatoires faits par le Directeur général, ou par l'Inſpecteur général des Études, ou par les Directeurs particuliers des Écoles. Il ſera néanmoins permis aux Étrangers qui ſe préſenteront d'y aſſiſter, mais les chaînes & les médailles ne ſeront jamais données que par le Miniſtre même & M.[rs] les Commiſſaires départis.

TITRE XVIII.

Élèves députés des Écoles dans la circonſtance des Maladies épizootiques.

ARTICLE PREMIER.

LORS même que les inſtructions à donner aux Élèves, ne ſe borneroient qu'à celles qui pourroient les éclairer ſur le traitement des maladies particulières à chaque individu, il n'eſt pas douteux que dans l'abandon où l'Art vétérinaire ſe trouve à cet égard, les établiſſemens des Écoles ſeroient d'une utilité réelle ; mais les vues ſupérieures du Miniſtre auquel l'État eſt redevable de ces inſtitutions, ſe ſont étendues plus loin : la déſolation des campagnes, dans ces évènemens cruels où les beſtiaux les plus précieux deviennent les victimes de fléaux ſouvent terribles, & cependant toujours moins meurtriers que l'ignorance qui entreprend de les attaquer, a frappé ſes regards. C'eſt auſſi pour ſe conformer à ſes deſſeins que les Élèves les plus avancés dans la connoiſſance des moyens d'opérer la guériſon des maux qui affectent tantôt telle & telle eſpèce de quadrupèdes, tantôt telle & telle eſpèce de volatiles, ſeront envoyés, à la première réquiſition qui en ſera faite, dans les Provinces & les lieux où les Épizooties feront redouter leurs ravages.

I I.

CES Élèves, toujours pris & choiſis parmi les ſédentaires aux Hôpitaux, ſeront, à leur arrivée dans ces mêmes lieux, ſous les ordres de M.[rs] les Commiſſaires départis, auxquels ils rendront compte directement, ou par la voie des Subdélégués les plus voiſins, de tout ce qu'ils obſerveront, & de tout ce qu'ils croiront néceſſaire au bien du ſervice & au ſuccès de leur miſſion. Ils feront régulièrement auſſi paſſer au Directeur général, des mémoires ſur le caractère de la maladie, ſur les cauſes qui ont pu y donner lieu, ſur les premiers ſignes qui l'annoncent, ſur ceux qui s'y joignent à meſure des degrés qu'elle parcourt, ſur les ſymptômes les plus évidens & les plus marqués, ſur ce que l'ouverture des cadavres leur aura permis de voir, ſur les remèdes qu'ils auront mis en uſage, ſur les raiſons qui leur en auront dicté l'emploi, ſur les effets que ces médicamens auront produits, &c. afin que dans le cas où il leur arriveroit de s'égarer, comme dans celui où ils ſe trouveroient arrêtés par cette incertitude qui décèle le plus ſouvent les lumières, on puiſſe les remettre aiſément dans la bonne voie ou aplanir leur doute. Ces détails ſeront au ſurplus dépoſés dans les Archives des Écoles pour ſervir un jour à compléter l'Hiſtoire des Épizooties que les Élèves auront heureuſement ou malheureuſement combattues; car il faut convenir que l'aveu des fautes commiſes dans l'Art de guérir ſeroit toujours plus honorable à ceux qui conſentiroient à le rendre public, que l'aſſurance de ſuccès aſſez communément équivoques; & un recueil de cette ſorte, mille fois plus volumineux ſans doute que ceux qui ſe bornent à la narration dogmatique de prétendues victoires remportées, ſeroit auſſi mille fois plus inſtructif.

III.

Il n'eſt aucun Élève qui ne ſuccombât dès les premiers inſtans ſous le poids de la fatigue des courſes continuelles à faire dans des villages différens, & ſous le fardeau du dégoût & de l'ennui qui naiſſent des difficultés à vaincre, & dont les plus inſurmontables ne ſont pas celles que peuvent offrir les Épizooties en elles-mêmes. On leur tracera donc, avant leur depart, un plan de conduite qui les aidera à triompher de tous les obſtacles acceſſoires & ſans nombre qu'ils pourront éprouver, & qui nuiſent toujours à cette liberté d'eſprit ſi néceſſaire dans la recherche des causes des maladies, dans l'examen de leurs signes & de leurs effets, & dans l'étude des moyens de les subjuguer.

I V.

On leur indiquera de la manière la plus précise toutes les voies de s'assurer du vrai caractère du fléau, & toutes les précautions qu'ils auront à prendre jusqu'à ce qu'ils soient certains qu'il n'est pas de nature à se multiplier & à se répandre au-delà des bornes ordinaires aux simples Épizooties; & dans le cas où ils le jugeroient contagieux, ils en instruiront sur le champ M.[rs] les Commissaires départis, car alors sans l'autorité qui peut seule ordonner en faveur du bien général, le sacrifice d'une foule de petits intérêts aussi perfides que la contagion même, les efforts les plus inouïs demeureroient toujours en pure perte.

V.

Défenses seront faites aux Élèves de quitter les Provinces dans lesquelles ils auront été envoyés, sans la permission de M.[rs] les Commissaires départis ou de leurs Subdélégués, avant la cessation de la maladie.

V I.

Ils rapporteront chacun à leur retour, au Directeur général, un état de leurs opérations, certifié véritable par les Seigneurs, les Curés, les Juges, les Syndics ou Consuls, ou autres notables de chacune des paroisses qu'ils auront secourues. Cet état sera intitulé: Généralité de...... Élection ou Bailliage de....... Maladie épizootique traitée dans la paroisse de....... depuis le....... du mois de....... jusqu'au....... du mois de....... année.......

Il contiendra dix colonnes.

La première, remplie du nom des Propriétaires.

La seconde, du nombre des bœufs & des vaches.

La troisième, du nombre des chevaux.

La quatrième, de celui des mulets.

La cinquième, de celui des moutons.

La sixième, de celui des cochons appartenans à chaque particulier, & mis sur la ligne de leurs noms.

La ſeptième, du nombre des animaux morts avant l'arrivée des Élèves.

La huitième, de celui des animaux morts entre leurs mains.

La neuvième, de celui des animaux qu'ils auront guéris.

La dixième, enfin, du nombre de ceux auxquels ils auront adminiſtré des remèdes préſervatifs.

Chacun de ces états ſera joint dans les Archives des Écoles aux mémoires ſur chaque maladie, à l'effet de pouvoir juſtifier, en cas de beſoin, de l'utilité de ces établiſſemens & de conſerver les noms des Élèves qui, dans telles & telles circonſtances, auront bien mérité du Gouvernement.

TITRE XIX.

Retour & Établiſſement des Élèves dans leurs Provinces.

ARTICLE PREMIER.

LA capacité des Élèves ſera la ſeule meſure de la durée de leur ſéjour dans les

Écoles. Ils ne pourront cependant jamais y passer moins de quatre années consécutives, & l'on conçoit que la perte du plus léger moment dans ce court espace de temps exigé, ne sera réparée qu'autant qu'on leur en accordera un plus considérable.

I I.

SA MAJESTÉ, par un Arrêt de son Conseil du 11 août 1765, ayant ordonné qu'il sera expédié par le Secrétaire d'État ayant le département des Écoles, un brevet de privilégié du Roi, à ceux qui y auront fait, pendant le temps fixé dans l'article précédent, leurs cours d'études sur la connoissance des bestiaux & des maladies dont ils peuvent être atteints; les certificats nécessaires à l'obtention de cette grâce, ne seront accordés qu'aux Élèves qui auront satisfait à la condition portée dans ce même arrêt, pourvu que d'une autre part ils se soient suffisamment rendus capables de l'exercice de cet Art à l'avantage du Public & à l'honneur des Établissemens.

I I I.

SERONT délivrées aux Élèves qui ne

ſe ſeront pas montrés dignes de cette grâce, ſoit par le moindre laps du temps qu'ils auront employé à s'inſtruire, ſoit par leur incapacité dans des points plus ou moins eſſentiels, mais dont la conduite & les mœurs auront été irréprochables, de ſimples atteſtations de la part des Directeurs particuliers, viſées du Directeur général, dans leſquelles ſeront ſpécifiées les études qu'ils auront faites avec fruit.

IV.

COMME il pourroit arriver que des Sujets très-intelligens, doués de vrais talens & d'un mérite reconnu, faute par eux d'avoir fait dans les Écoles, attendu des circonſtances extraordinaires, ou attendu la facilité de leur conception & de leur eſprit, le ſéjour requis & ordonné, fuſſent privés de la faveur accordée aux autres, en pareil cas le Directeur général pourra faire des repréſentations au Miniſtre & prendre ſes ordres pour l'expédition des brevets.

V.

DANS celui où les Élèves, dont il eſt

fait mention, article III, enverroient au Directeur général, chaque année, des atteſtations de leurs ſervices & de leurs ſuccès dans les Provinces, jointes à l'hiſtoire détaillée de chacune des maladies qu'ils y auront traitée, pourvu que ces atteſtations ſoient multipliées & revêtues d'ailleurs de toutes les formes qui peuvent & qui doivent en conſtater la vérité; elles ſeront miſes, après un certain eſpace de temps, ſous les yeux du Miniſtre qui décidera ſi leurs travaux peuvent compenſer les raiſons qui ſe ſont oppoſées à l'expédition de leur brevet.

VI.

JOUIRONT les Élèves brévetés, dans les lieux de leur établiſſement, conformément à la dernière Ordonnance de Sa Majeſté ſur le fait de la Milice, & conformément auſſi à l'Arrêt du 11 août 1765, & aux Arrêts rendus & exécutés dans différentes Provinces conſéquemment à celui-ci, de tous les priviléges, exemptions & avantages y énoncés.

VII.

DÉFENSES expreſſes ſont faites à tous

Élèves de s'arroger dans leurs Provinces le droit d'ajouter à l'uniforme des Écoles, mentionné Titre IV, article II, première partie, aucune des marques diſtinctives qui annonceroient qu'ils y ont eu quelque grade, à moins qu'ils n'y aient été effectivement promus. Pourront les Élèves brévetés porter l'uniforme des Chefs, déſigné Titre VI, article IV, première partie; ſans que néanmoins il leur ſoit permis de ſe décorer des deux boutonnières en or, placées pour ſuſpendre la chaîne & la médaille dont il a été parlé article IX, Titre XVII, ſeconde partie, à moins qu'ils ne l'aient obtenue; le tout à peine, leſdits Élèves qui contreviendront aux diſpoſitions écrites dans cet article, d'être ſévèrement punis, ainſi qu'il ſera ordonné & ſuivant l'exigence des cas.

VIII.

SERONT tenus les Élèves brévetés, d'entretenir la plus exacte correſpondance avec les Écoles, tant en ce qui concerne les maladies particulières & épizootiques qu'ils traiteront, quelle que ſoit l'eſpèce des animaux qu'elles auront attaqués, qu'en ce qui regarde les expériences, les recherches, les obſervations, & même les découvertes qu'ils pourront faire indiſtinctement dans toutes les parties de l'Art, dont ils doivent à leur tour travailler à reculer les limites. Cette attention ſera de leur part une ſuite & un effet de leur reconnoiſſance envers la mère commune qui les aura alimentés dans leur enfance, & cette même mère les regardant tous du même œil & toujours comme des enfans précieux, rendra hautement à chacun d'eux la juſtice qui leur ſera dûe, en publiant ſous leurs noms & avec une ſatisfaction véritable les nouveaux tréſors qu'ils lui confieront.

I X.

TOUJOURS imbus des principes d'honnêteté qu'ils auront puiſés & dont ils auront vu des exemples dans les Écoles, ils ne s'en écarteront jamais ; ils diſtingueront le pauvre du riche, ils ne mettront point à un trop haut prix des talens qu'ils ne devront qu'à la bienfaiſance du Roi & à la généroſité de leur Patrie, enfin ils prouveront par leur conduite, qu'ils ſont tous également convaincus que la fortune conſiſte moins dans le bien que l'on a que dans celui que l'on peut faire.

FIN.

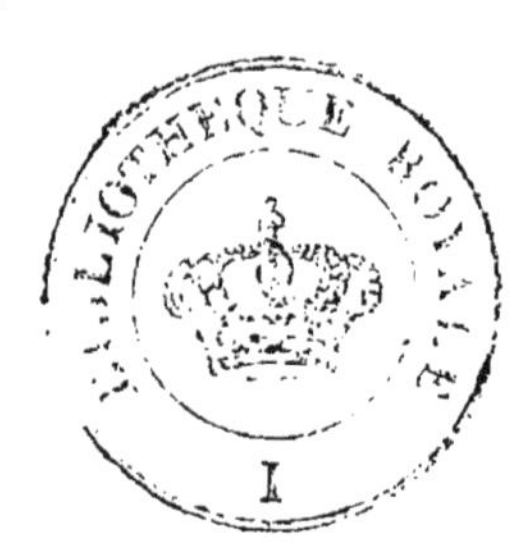

MODÈLE

MODÈLE de la Feuille que doivent rapporter les Élèves députés des Écoles, pour aller combattre les Maladies Épizootiques dans les Campagnes, & qui doit être remise, à leur retour dans les Écoles, au Directeur général, bien & dûment certifiée par les Curés, Seigneurs, Juges, Subdélégués & Notables des lieux, suivant l'*article VI du Titre XVIII, seconde Partie.*

GÉNÉRALITÉ d

ÉLECTION *ou* Baillage de

MALADIE Épizootique traitée dans la Paroisse d depuis le du mois d jusqu'au du mois d année

NOMS des PROPRIÉTAIRES.	NOMBRE des BŒUFS & des VACHES.	NOMBRE des CHEVAUX.	NOMBRE des MULETS.	NOMBRE des MOUTONS.	NOMBRE des COCHONS.	NOMBRE des Animaux morts avant l'arrivée de L'ÉLÈVE.	NOMBRE des Animaux morts entre les mains de L'ÉLÈVE.	NOMBRE des Animaux guéris.	NOMBRE des Animaux préservés.

ODÈLE de la feuille des Décomptes, qui doit être envoyée
haque mois par les Régisseurs au Directeur-Inspecteur-général,
uivant l'*article XIII, Titre V, première Partie.*

Mois d
177

DÉCOMPTE des Élèves de l'École royale Vétérinaire de pendant le mois d mil sept cent

SAVOIR:

NOMS des ÉLÈVES.	SOLDE.	DÉPENSE	Reste dû.	Quittances des ÉLÈVES.	TOTAL.	*OBSERVATIONS.*

CERTIFIÉ par nous Régisseur de l'École.

VU par nous Directeur de l'École.

MODÈLE de la Feuille contenant le Relevé des regîtres des Régiſſeurs pour chaque mois, juſtificative de la Recette, de l'Avoir & du Débet de chaque Maſſe : cette Feuille devant être remiſe tous les mois au Directeur général, certifiée par les Régiſſeurs, & viſée par les Directeurs, ſuivant l'*article XXX du Titre XIII, première Partie*, ainſi qu'il eſt exprimé à la page ci-contre.

MOIS d
177

RELEVÉ des Regîtres de l'École royale Vétérinaire de

	DÉPENSE.	RECETTE.	DOIT LA MASSE.	AVOIR à la Maſſe.
Hôpitaux...........				
Pharmacie..........				
Forges.............				
Parc & potagers......				
Appointemens.......				
Réparations.........				
Bureau............				
Salle de Démonſtration.				
Blanchiſſage........				
TOTAUX......				

RÉCAPITULATION.

Dépenſe.........
Avoir à la Maſſe...

Recette.........
Doit la Maſſe.... } Partant, égalité juſte des ſommes.

RÉSULTATS.

Avoir à la Maſſe..................
Doit la Maſſe....................
Avoir net dans les différentes Maſſes.....

SOMME pareille...........

CERTIFIÉ par nous Régiſſeur de l'École, le

VU par nous Directeur de l'École, le

MODÈLE de la Feuille de contrôle des Élèves, à fournir tous
Études, par les Directeurs des Écoles, suivant l'*article III du*

ÉCOLE ROYALE

NOMS, PAYS & ÂGES.	ENTRÉE. Personnes chargées de l'entretien.	Généralités. Régimens.	ZOOTOMIE. OSTÉOLOGIE. MIOLOGIE. Splanchnologie. PRÉPARATIONS anatomiques. ANATOMIE comparée.	EXTÉRIEUR des ANIMAUX. CHOIX des ANIMAUX.	MATIÈRE Médicale interne & externe.
			Ost. Miol. Splanch. Anat. comp. Prép. anat.	Extér. Choix.	Int. Ext.

CERTIFIÉ véritable par

s trois mois au Directeur général & à l'Inspecteur général des
itre *II*, *seconde Partie.*

VÉTÉRINAIRE.

Botanique. Pharmacie.	FORGE d'étude & de pratique. FERRURE.	MALADIES Internes. MALADIES Épizootiques MALADIES Externes.	BANDAGES Opérations.	SORTIE.	*OBSERVATIONS sur les MŒURS.*
ota.	F. d'ét.	Mal. int.	Band.		
	F. de pr.	Mal. ép.			
har.	Ferr.	Mal. ext.	Opér.		

ous Directeur de l'École, le

www.ingramcontent.com/pod-product-compliance
Ingram Content Group UK Ltd.
Pitfield, Milton Keynes, MK11 3LW, UK
UKHW020557230726
13926UKWH00005B/2065